为**20万**人看病后
得出的 ————

超强
的血糖
管理办法

（日）牧田善二 著

佟　　凡 译

化学工业出版社

·北京·

内容简介

本书综合阐述了血糖对健康与生活质量的影响，并提供了管理血糖的实用策略。书中不仅探讨了高血糖与各类疾病、老化的关系，还分析了现代饮食习惯对血糖问题的促进作用，并提出了改善生活方式和饮食的具体方案。此外，作者解构了糖尿病的常见误区，强调了早期干预预防并发症的重要性，并介绍了通过定期检查避免重大健康问题的方法。

本书旨在帮助读者全面了解血糖并有效控制血糖水平，以达到促进健康的目的。

20MAN NIN O SHINSATSU SHITE WAKATTA　SAIKYO NO KETTOUCHI NO SAGEKATA

©Zenji Makita 2022

First published in Japan in 2022 by KADOKAWA CORPORATION, Tokyo.

Simplified Chinese translation rights arranged with KADOKAWA CORPORATION, Tokyo through Chengdu Tennyo Culture Communication Co., Ltd.

本书中文简体字版由KADOKAWA CORPORATION授权化学工业出版社独家出版发行。

未经许可，不得以任何方式复制或抄袭本书的任何部分，违者必究。

北京市版权局著作权合同登记号：01-2024-1194

图书在版编目（CIP）数据

为20万人看病后得出的超强的血糖管理办法/（日）牧田善二著；佟凡译. —北京：化学工业出版社，2024.5

ISBN 978-7-122-45288-7

Ⅰ.①为…　Ⅱ.①牧…　②佟…　Ⅲ.①高血糖病—防治　Ⅳ.①R587.1

中国国家版本馆CIP数据核字（2024）第058150号

责任编辑：丰　华　王　雪　　　　　　　　文字编辑：张晓锦
责任校对：宋　玮　　　　　　　　　　　　装帧设计：锋尚设计

出版发行：化学工业出版社（北京市东城区青年湖南街13号　邮政编码100011）
印　　装：北京新华印刷有限公司
880mm×1230mm　1/32　印张6¼　字数500千字　2024年6月北京第1版第1次印刷

购书咨询：010-64518888　　　　　　　　售后服务：010-64518899
网　　址：http://www.cip.com.cn
凡购买本书，如有缺损质量问题，本社销售中心负责调换。

定　　价：58.00元　　　　　　　　　　　　版权所有　违者必究

你知道吗？

就算**体检时**身体没有**异常**，

依然有不少人存在

高血糖的现象。

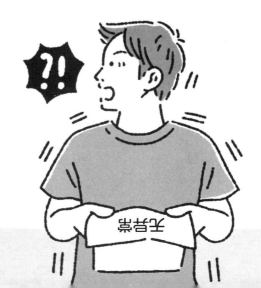

而**高血糖**正是导致

急性心肌梗死 、 脑卒中 、

认知障碍 、 失明 、 慢性肾脏病 等

众多

危及生命的疾病 ，

夺走人们独立且
幸福生活的

重要原因。

高血糖就是"病"。

我认为应该称之为

"高血糖病"。

本书将事无巨细地为大家介绍

尽早摆脱"高血糖病"

以及降低血糖最有效的

办法。

注：本书中讲到的糖尿病全部是2型糖尿病。

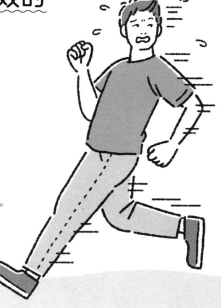

本书封面上介绍的"全部是谎言"的内容，每一条都非常关键，因此在进入正文之前，我首先要纠正大家可能存在的错误认知。

✖ 降血糖需要控制热量摄入

➜ 日本如今依然有很多医疗机构推荐高血糖患者控制热量摄入，这已经是落后的做法了。**能有效降低血糖的方法只有"控糖"**。无论是吃含脂肪的鱼、肉，还是喝酒，都不会对血糖产生很大影响。网上可以买到能自己测量餐后血糖变化的仪器（血糖仪），不相信的读者可以买来亲自测一测。

✗ 体检时需要注意的是空腹血糖和糖化血红蛋白

➜ 高血糖会提高患各种疾病的风险。空腹血糖和糖化血红蛋白（HbA1c）常用来掌握患者的血糖情况，**但是如果已经出现了高血糖，那么不仅要关注血糖，大家最好定期去做几项其他检查。**为了预防可能危及生命或影响生活质量的疾病，本书将为大家介绍需要开始做这些检查的时间，如何判断检查结果，以及这些检查的重要程度和优先顺序等内容。

☞ 详见第 4、5 章

✗ 医师说要做透析，那么已经没救了

➜ 如果定期接受肾脏状态的检查，应该不至于走到需要透析的地步。就算因为偷懒没有检查，被主治医师要求做透析，也请大家**不要早早放弃**，多学习一些当前有效的治疗方案和药物的相关知识也是很有必要的。

本书将为大家介绍"为了避免走到透析这一步需要了解的知识"。 ☞ 详见第4章

✖ 糖尿病是危及生命的可怕疾病

➡ 高血糖不致命，但"高血糖导致的疾病"如急性心肌梗死、慢性肾脏病等是致命的。所以积极学习这些疾病的预防知识，就算得了糖尿病，也能健康、幸福、独立地活到"100岁"。 ☞ 详见第1、5章

牧田善二

序　言

　　我作为从业40年的糖尿病专科医师，总共为超过20万名患者看过病，有作为"血糖专家"的自信。实际上，我让大多数患者的血糖都成功下降了。

　　可是我真正的目的并非是降低患者的血糖，而是为了保护患者，让他们不要因为患有高血糖而遭遇"不可挽回的事情"。也就是导致肾脏出现问题而不得不透析，或者因为肾衰竭、急性心肌梗死、脑卒中等疾病失去生命，或者患上认知障碍……

　　我会认真关注我的所有患者的血糖，希望他们就算有高血糖，也能幸福地活到100岁。

　　这个祝福同样送给正在看到这本书的你。

　　血糖不仅与糖尿病有关，还与许多其他疾病密切相关。

请大家现在立刻用"牧田流方法"来降低血糖吧。

为什么如此推荐这种方法呢？

首先，这确实是快速有效降低血糖的方法。如果程度轻，在1~2个月之内就能切实感受到效果，就算血糖很高，只要坚持3个月，血糖也基本能恢复正常。

其次，这是非常容易坚持的降低血糖的方法，因为要做的事情很简单。只要大家看过本书，就能够正确理解高血糖的根本成因和高血糖在自己体内引发的变化，就能打心底接受我的方法，养成降血糖的习惯，因此降低的血糖不易反弹。

让我们停止一切无用的努力，使用建立在正确知识基础上的方法，有效降低血糖吧！

高血糖是"病"，会在不知不觉中患上，在不知不觉中恶化。可是只要大家改变生活习惯，就能预防或改善高血糖。

一旦患上慢性肾脏病、急性心肌梗死等疾病，就必须借助优秀的医师之手才能治疗。但对于高血糖的预防和治疗，则需要大家在生活中付出更多努力。而且摆脱高血糖，不仅能远离脑卒中和急性心肌梗死，还能远离很多其他会危及生命的疾病。

为了你自己，为了重要的家人和朋友，请大家一定要认真学习本书中介绍的降低血糖的方法。

AGE牧田诊所院长

牧田善二

目　录

第 **1** 章

很多疾病和老化都始于"高血糖"

第 2 章

"过量摄入"糖分的我们

第 **3** 章

降低血糖的最强方法

第 **4** 章

打破对糖尿病的误解及早干预并发症的关键策略

第 5 章

避免患上"致死性疾病"

很多疾病和老化都始于
"高血糖"

血糖与人们是否能健康长寿密切相关

"活到100岁"这种说法已经被人们所接受。就连最初认为这是痴人说梦的人，如今也开始转变想法。

有趣的是，越年轻的人越倾向于采取否定的态度，认为人不用活那么久。或许是因为太遥远，所以没有切实的感受吧。即使到了要退休的年龄，依然有人会说："我担心上了年纪后钱不够花，能活到80岁就够了。"

然而实际上随着年龄的增长，这种轻松的心情会渐渐消失。我有一个70多岁的患者曾经直率地说："**年轻的时候我觉得短暂而丰富的人生很帅气，到了现在，却开始讨厌人生的短暂了。**"

我也是如此，无论活到多少岁，都会有想做的事情，有想去的地方，希望能享受更多的人生。年龄越大，期待健康长寿的愿望就越强烈。但是有不少人在真切感受到这一点的时候，身体已经坚持不了多久了。

其实70岁之前的生活方式已经基本决定了你能否健康地活到100岁。更具体地说，这与"血糖的状态"密切相关。

只是由于人们在此之前没有机会了解血糖的重要性，所以很多人会遗憾为时已晚。

要想健康地活到100岁，最重要的是避免患上致死性的疾病，这是不言自明的事情。

说到致死性的疾病，它们并不是突然找上门来的。举例来说，癌症一开始是非常少的癌细胞，随着时间的推移渐渐变多，然后在某个时间点引起身体不适，于是我们在检查中发现了肿瘤。

看起来像是突然发作的"急性心肌梗死"同样如此。急性心肌梗死是负责向心脏供血的冠状动脉在漫长的岁月中渐渐变得狭窄，最终完全闭塞，血流中断，导致一部分心肌坏死，引发剧烈疼痛、呼吸困难，危及生命的疾病。尽管症状看起来是突然发作的，其实病情是逐步恶化而来的。

这些只是很少一部分例子，很多致死性疾病最初的诱因都是"长期保持高血糖状态"。

想健康地活到100岁，不仅要避免患上致死性疾病，更要每天都过着健康的生活。你肯定不希望在头脑不清醒，或者只能卧床不起需要别人照顾的情况下活到100岁吧？

QoL（Quality of Life）的意思是"生活质量"或"生命质量"，这个概念已经传播了很久，如果不能维持QoL，就算活到100岁也不会快乐。

可是我预感**在"活到100岁"的时代里，如果对血糖高的状态置之不理，就会导致不得不过低生活质量的人数急剧增加。**

对于那些认为不需要活到100岁而疏忽健康管理的人来讲，或许会以自己不满意的形式活到100岁。

就算寿命延长，
以不自由的生活方式活着
也不会快乐

　　我们的寿命之所以能够延长，最重要的原因是医疗水平的进步。很多疾病都得以在早期被发现并治疗，于是越来越多的人就算得了重病也能得救。这当然是一件了不起的事情。

　　可是另一方面，虽然保住了性命，但是生活质量下降，只能卧床不起或者出现认知障碍的人数也在增加。

　　脑卒中就是一个典型的例子。脑卒中可以粗略分为两种，一种是血管破裂导致的脑出血，还有一种是血管被堵塞导致的脑梗死。无论是哪一种，脑卒中都是病死率非常高的疾病。

　　随着医疗水平的提高，脑卒中后活下来的人数在增加。

尽管保住了性命，但以如今的医疗水平却无法修复大脑的损伤，患者会留下严重的后遗症。一想到患者在医院的病床上醒来，刚刚因为活下来而松了一口气，就要和家属一同面对身体无法自由活动带来的打击，我就会感到心痛。

此外，我认为肾病也是大家一定要努力避开的疾病之一。一旦肾脏出现了问题，没办法正常发挥作用，严重的情况下患者就必须接受透析治疗。每次透析治疗大概要花4~5个小时，而糖尿病诱发的肾衰竭一般每周需要做2~3次透析。

也就是说，**一旦被告知要做透析治疗，患者就无法继续自由地工作、做家务、出门旅行等做自己感兴趣的事情**。透析治疗比大家想象中的更加痛苦。

另外，没有人希望自己患上阿尔茨海默病。阿尔茨海默病患者没办法自己完全决定自己的事情，严重的情况下没人照顾就没办法生活，这对于自己和家人都是一件非常痛苦的事情。

或许年轻人对于"不生病，不需要人照顾，QoL高，让自己和家人都能幸福生活"的愿望还没有概念，但是到了我这个年龄，无论性别和国籍，无论从事什么工作，这都是任何人都会有的愿望。

为了实现这个愿望，请大家一定要关注自己的血糖。血糖正常，可以帮助人们尽量远离认知障碍或卧床不起的情况。

血糖正常，
可以帮助人们尽量
远离认知障碍或
卧床不起的情况。

让寿命缩短的不是糖尿病，而是高血糖

　　我毕业于日本北海道大学医学院，在地方上从事医疗工作后，又前往美国洛克菲勒大学留学，度过了5年研究生活。

　　我在那里埋头研究晚期糖基化终末产物（AGE，advanced glycation end-product），并且取得了重要成果。

　　AGE是身体长期保持高血糖状态后生成的物质，在内脏、皮肤、大脑等身体的各个部分聚积，然后在身体里"做坏事"。研究发现，AGE除了会引起各种糖尿病并发症之外，还会导致皮肤老化和阿尔茨海默病等。

　　我在洛克菲勒大学时，曾成功测定出血液中的AGE，并且将测量方法发表在权威的医学杂志*New England Journal of Medicine*和*Science*上，论文颇受好评。

我带着这份成果回到日本，在大学医院担任讲师，后来评上了教授。2003年，我创办了"AGE牧田诊所"，以便用更自由的方式守护更多人的健康。

时至今日，我从医学院毕业已经45年了，在各种各样的环境中，站在不同的立场上从事与医疗相关的工作，在此期间，我始终致力于糖尿病的诊断和治疗。

和有"黄金双手"之称的外科医师相比，糖尿病专科医师的工作很朴素，一点都不帅气。尽管如此，我依然忠于自己的使命，专心面对高血糖的患者。正因为如此，**我很清楚高血糖是如何与很多可怕的疾病相关联的**。

有些患者因对自己的病情不够了解，结果引起了原本可以避免的糖尿病并发症，不得不进行透析治疗。我总是希望能够尽早发现这样的患者，治疗尽可能多的人。

我并不是说大家只要交给我就没问题了，而是说我能够诊治的患者数量有限，最能帮助到你的"名医"其实是你自己。

为了能健康地迎来100岁，为了救自己，请大家一定要认真阅读本书以学到正确的知识。

急性心肌梗死、会留下后遗症的脑卒中、需要透析的肾衰竭，甚至从肥胖到阿尔茨海默病等被称为"现代病""文

明病"的所有生活方式疾病，根本原因都在于高血糖。

高血糖就是"病"。我认为应该称为"高血糖病"。

高血糖是能够影响人寿命的大问题。为了能够健康地活到100岁，高血糖是需要解决的重要问题之一，所有人都应该留心。如果在一无所知的情况下置之不理，可能会导致大家患上无法挽回的疾病。而且现代人患上高血糖的概率，要远远超过很多人的想象。

唾手可得的食物，
让我们在不知不觉中陷入
高糖的陷阱

接下来我将为大家说明我口中的"高血糖病"是一种什么样的疾病，以及它的可怕之处。下面的内容中会出现一些专业词汇，不过大家不需要全部理解。因为我会通过插图进行解释，所以请大家带着轻松的心情读下去。

高血糖如字面意义所示，指的是血糖高，即血液中葡萄糖含量过高的状态。相反，也存在低血糖的情况，低血糖指的是血液中的葡萄糖含量过低的状态。

健康人的血液中应该有浓度适中的葡萄糖，以此来维持健康，充满活力地运动。可是很多人血液中的葡萄糖浓度过高，即有高血糖的倾向。

摄入糖之后会发生什么

❶ 糖分解成葡萄糖，葡萄糖和氧气生成能量（ATP）。

❷ 大脑分泌多巴胺，驱使人们想要再次摄入糖。

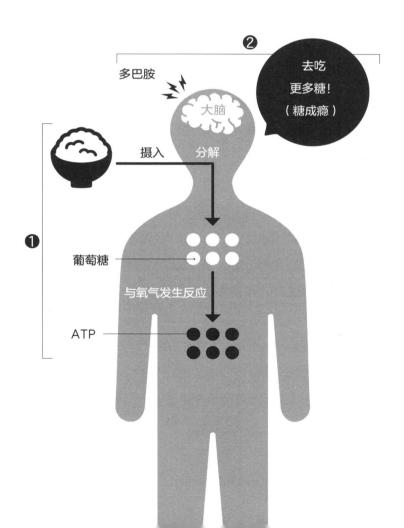

这是为什么呢？

人体相当于一台精密的仪器。从饮食中摄入的葡萄糖与呼吸得到的氧气发生反应，就能生成能量物质"ATP"（三磷酸腺苷）。

因为人类需要这种能量物质，所以我们的大脑会发出指令，要求身体源源不断地摄入"产生葡萄糖的原料"。哪些食物能产生葡萄糖呢？砂糖、乳糖、果糖、米饭、面包、根茎类蔬菜、水果、点心和饮料中都含有大量糖。

只要遵循大脑的指令去摄取糖，大脑就会分泌让我们感到快乐的多巴胺，让我们心情愉悦，于是我们会想要继续摄入糖。

这种身体机制曾经为人类带来了好结果。因为在无法轻易获得含糖食物的时代，遵循大脑的指令搜集食物，能够避免血液中的葡萄糖浓度过低，保持恰到好处的状态。

可是现代社会不一样。**我们面前总是摆着大量米饭、面包、点心、甜饮料，不需要辛苦搜集就能轻松吃到这些富含糖的食物。**

即使是在这种情况下，大脑的指令依然没有改变，因此如果遵循指令，就只会导致血液中的葡萄糖浓度一路上升，引起高血糖。我们必须认真对待越来越多的人出现高血糖的现实。

为了维持健康，我们应该让血液中的葡萄糖浓度保持在多少合适呢？

血液中的葡萄糖浓度，即"血糖"，会因为饮食内容而发生巨大的变化，所以在空腹情况下测量出的数值叫作"空腹血糖"，进餐后2小时测量出的数值叫作"餐后血糖"，二者的单位都是毫摩尔/升（mmol/L），为了简化表述，本书将省略单位。

一般情况下，空腹血糖低于6.1，餐后血糖低于7.8属于正常范围，血糖在3.89（空腹）～7.8（餐后）之间浮动属于理想情况。如果空腹血糖高于7.0，或者餐后血糖超过11.1，即可诊断为糖尿病。如果血糖处于理想数值和糖尿病患者数值之间，即可诊断为糖尿病前期。

不过仅凭这个数值还不够，要想准确诊断糖尿病，还必须结合可反映患者近2～3个月血糖浓度的糖化血红蛋白（HbA1c），或者进行口服葡萄糖耐量试验检查。

无论是否被诊断为糖尿病，血糖高都不利于健康。**血糖高是很多疾病的诱因，会伤害血管，导致免疫力下降，体内积聚有害物质AGE。**

血糖过高与身体在之后将会出现的血糖过低的状态正好相反，后者是低血糖。血糖过低同样需要关注，会引起虚弱、恶心、焦躁、注意力不集中、头晕、颤抖、心悸等症状，甚至会失去意识。

为了避免血糖过度下降，糖尿病患者一定要遵医嘱，用药准确，也可随身携带白砂糖，因为白砂糖可以平稳恢复过度下降的血糖。血糖无论是过高还是过低都会给我们的身体造成负面的影响。

上文提到的内容实际上不仅限于糖尿病患者。理想的血糖会在3.89（空腹）~7.8（餐后）之间浮动，**然而很多人的血糖都大幅超过正常值，只是检查时没有被发现而已**。近年来，随着家用血糖仪的普及，这一情况才被暴露出来。

糖尿病和糖尿病前期的判断标准

	正常	糖尿病前期	糖尿病
空腹血糖 （mmol/L）	<6.1	≥ 6.1，<7.0	≥ 7.0
餐后血糖 （mmol/L）	<7.8	≥ 7.8，<11.1	≥ 11.1
HbA1c （%）	4.0 ～ 5.6	≥ 5.7，<6.5	≥ 6.5

符合任意一项都属于
糖尿病！

※当空腹血糖超过5.6或者HbA1c超过6.0时，最好做一下口服葡萄糖耐量试验。

过度摄入糖及低血糖状态

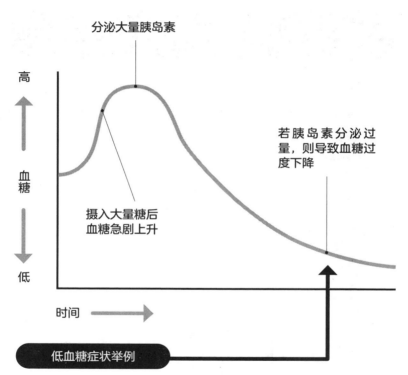

分泌大量胰岛素

高

血
糖

低

时间

摄入大量糖后
血糖急剧上升

若胰岛素分泌过
量，则导致血糖过
度下降

低血糖症状举例

■血糖低于3.89会发生什么?
  头晕、眩晕，虚弱无力，心悸、焦虑，出冷汗，颤抖，注意力不集
中，恶心、呕吐，意识障碍。

■血糖低于2.78会发生什么?
  昏迷，抽搐，意识模糊，言语困难、肢体无力，心律不齐，危及生命。

你对糖的欲望有多深，
也许你自己还没意识到

我们的血糖有时升高有时降低，在一定范围内呈周期性的波动，这属于人体的正常生理现象。平稳地上下波动是好事，然而实际情况是，人们往往陷入"过山车状态"，血糖急剧上升或下降。

空腹时保持在正常状态的血糖在摄入高糖食物后短时间内急剧上升，甚至超过7.8，急剧升高后的血糖又急剧下降。血糖的剧烈变化对身体非常不利，但是只要空腹血糖正常，在体检时一般就不会被发现。但如果置之不理，问题就会越来越严重。

血糖剧烈地波动，可能会让人增加对糖的欲望。由于血糖升高会诱发大脑中的奖励机制，所以我们的心情会瞬间变

完全是恶性循环——频繁剧烈的血糖波动

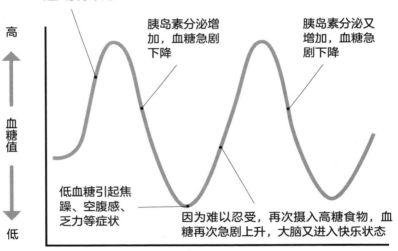

大量摄入高糖食物，血糖急剧上升，大脑进入快乐状态

胰岛素分泌增加，血糖急剧下降

胰岛素分泌又增加，血糖急剧下降

高

血糖值

低

低血糖引起焦躁、空腹感、乏力等症状

因为难以忍受，再次摄入高糖食物，血糖再次急剧上升，大脑又进入快乐状态

时间

好。若胰岛素分泌过多，我们的血糖又会急剧下降，可能会产生因低血糖带来的不适感。为了摆脱这种不适，我们可能会再次摄入大量高糖食物，于是再次引起血糖骤升……就此陷入恶性循环。

如果你对尼古丁上瘾，就无法戒烟，严重的情况下可能导致患上肺癌。对糖的欲望不断增加同样可能会导致糖尿病，严重损害健康，缩短寿命。

就算体检结果正常，
高血糖却依然在恶化

急剧上升的血糖为什么又会急剧下降呢？这是因为人体内具备血糖调节机制，让体内的血糖在正常范围内波动。

那么，这种机制是如何运作的呢？

当我们吃了含糖量高的食物时，食物易被快速消化分解为葡萄糖，葡萄糖进入血液，导致血糖升高。胰腺会察觉到血液中葡萄糖过多的情况，分泌一种名叫"胰岛素"的激素。胰岛素会促使血液中的葡萄糖进入细胞，多余的葡萄糖在细胞内转化成糖原，储藏在肝脏和肌肉中。如果血液中的葡萄糖长期处于过量状态，且肝脏和肌肉中的糖原也储存不下了，多余的葡萄糖会被转化为甘油三酯，储存在脂肪细胞中，导致体重增加或肥胖。

在健康的身体里，胰岛素能够让血液中的葡萄糖浓度保持在正常范围内。但是如果血糖持续保持在较高的状态，会导致胰岛素的分泌下降或耗竭，细胞对胰岛素反应减弱，人体就没办法继续处理葡萄糖，导致血液中的葡萄糖浓度无法下降。这就是高血糖。

是不是没有被诊断为糖尿病就能放心呢？事实绝非如此。很多体检结果正常的人，高血糖的状况却在不知不觉中恶化。

胰岛素和葡萄糖

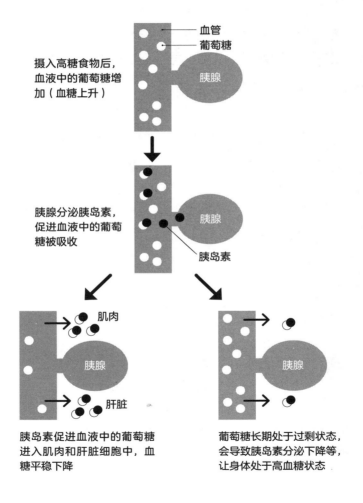

摄入高糖食物后,血液中的葡萄糖增加(血糖上升)

血管
葡萄糖
胰腺

胰腺分泌胰岛素,促进血液中的葡萄糖被吸收

胰腺
胰岛素

肌肉
胰腺
肝脏

胰岛素促进血液中的葡萄糖进入肌肉和肝脏细胞中,血糖平稳下降

胰腺

葡萄糖长期处于过剩状态,会导致胰岛素分泌下降等,让身体处于高血糖状态

当你不断摄入高糖食物时，肥胖机制就被激活了

就算还没有被确诊为糖尿病，高血糖依然会带来各种各样的危害。

一旦血液中的葡萄糖过量，胰腺就会分泌胰岛素。胰岛素首先会促进血液中过量的葡萄糖进入细胞转化为糖原，储存在肝脏和肌肉中。如果血液中依然存在多余的葡萄糖，就会被转化为甘油三酯，储藏在脂肪细胞中。

甘油三酯是中性脂肪的一种，而中性脂肪是我们身体储存脂肪的主要形式之一。

脂肪细胞通常会扩大，以容纳更多的中性脂肪，这也是

造成肥胖的原因之一。

另一方面，储存起来的物质也能够被释放。

举例来说，如果人在山里迷路，食物都吃光了，身体没办法从食物中获取葡萄糖制造能量。在这种情况下，身体会首先利用储存在肝脏和肌肉里的糖原。等到糖原储备用光后，就会开始燃烧储存在脂肪细胞里的中性脂肪。

可是在现代人的生活中，只要不在山里迷路，就很少会出现吃不到任何食物的情况。如果没有节制地摄入高糖食物，也不进行任何运动消耗，那么储存起来的中性脂肪几乎没有机会被使用，只会一味囤积。

全身的慢性炎症才是
疾病和老化的真正原因

高血糖还有一个潜在危害——慢性炎症。

这里说的"慢性炎症"，**主要指的是在高血糖状态下易生成的有害物质AGE引发的全身炎症反应。**

近年来，各种各样的研究表明，动脉粥样硬化、脑卒中、急性心肌梗死、肾病、认知障碍等疾病都与AGE导致的慢性炎症有关。

炎症通常分为急性炎症和慢性炎症两种。人们的伤口化脓，脚扭伤后局部肿胀等属于急性炎症。急性炎症是身体受到保护的证明，表示免疫力正在发挥作用，在治疗伤口或扭伤。另一方面，在身上没有疼痛或红肿等明显症状时，不知不觉出现的慢性炎症则会导致免疫系统紊乱，诱发疾病。

　　若长期处于高血糖状态，全身的血管都易出现病变。肾脏的血管病变会导致肾病恶化，严重的情况下需要透析治疗；眼睛周围的毛细血管病变，会导致视网膜炎恶化，甚至有失明的危险；如果脑部的血管病变，则有可能引发阿尔茨海默病。

　　另外，高血糖可能对某些癌症的发病风险产生影响，如肝癌、胰腺癌、子宫内膜癌和乳腺癌等。

　　有害物质AGE会积聚在全身的正常组织上引发炎症，破坏身体组织。不仅会引发疾病，还与皱纹、色斑等面部老化有一定关联。

　　总而言之，高血糖在很多疾病和皮肤老化的问题中扮演一定角色。

　　此外，由于高血糖状态可能降低免疫系统的功能，影响伤口愈合过程，所以即使像拔牙这样的小手术，高血糖人群也需谨慎，与医师详细沟通。

与有害物质 AGE 相关的疾病

AGE 积聚位置	症状举例
肾脏	肾病
大脑	阿尔茨海默病
血管	动脉粥样硬化 （※积聚在眼部血管可能会诱发视网膜炎， 积聚在冠状动脉可能会导致急性心肌梗死）
骨骼	骨质疏松
皮肤	色斑、皱纹等

第 2 章

"过量摄入"糖分的我们

很多人的高血糖都
被忽视了

　　在第1章中，我提到过诊断糖尿病的标准。可是研究表明，餐后血糖超过11.1的情况，在非糖尿病人群中也时有发生。

　　餐后血糖指的是进食后一段时间内（通常是1~2小时）测量的血糖。打个比方，我的诊所位于银座大街，如果突然请街上的人测量血糖，那么就算不是糖尿病患者，也能发现几个餐后血糖超过11.1的人。不过这些人一定会感到惊讶，原来自己的血糖这么高。

　　这一情况说明了两件事。

　　一件事是健康的人血糖超过11.1也并不稀奇，所以不需要因为被诊断为糖尿病而感到失落。但前提是要具备正确的知识（这本书就是为了让大家掌握正确的知识而写的）。

另一件事更加重要，那就是**在血糖方面，没有人能保证"因为我没有被确诊为糖尿病，所以没问题"**。

如果仅凭每年一次的体检，那么大多数人都会被分在"正常"范畴。但就算是体检正常的人，如果在一天中的各个时段测量血糖，就很有可能发现自己已经达到了糖尿病的标准。

很多人的高血糖都被忽视了。

建议大家养成主动
测量血糖的习惯

基本上，大家需要测量血糖时会选择去医疗机构抽血检查，如今依然有很多糖尿病患者不知道还有除此之外的测量方法。

现在血糖已经可以随时想测就测了，也有些关注健康的人尽管没有糖尿病，也明白掌握自己平时的血糖有利于健康管理的道理。之所以能做到这一点，多亏了动态血糖仪，它由装在上臂上的"传感器"和"读取器"组成，可以通过读取器或者专用APP读取血糖。

传感器只有硬币大小，贴在身上也可以洗澡，能够持续使用2周。只需要一枚传感器和一个名片大小的便携读取器，或者安装了专用APP的智能手机，就可以随时监测血糖变化。

　　我常建议来诊所的患者使用动态血糖仪。因为比起医师的叮嘱，自己亲眼看到血糖，最能激发出患者控制血糖的动力。

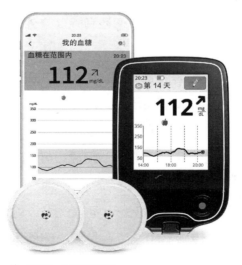

注：1mg/dL≈0.0555mmol/L

有了动态血糖仪，就能随时随地检查自己的血糖是否上升，还能激发出控制血糖的动力。

而且测量时的饱腹程度以及测量前吃的食物种类，都能大幅影响血糖。所以有不少人在医院测量血糖时并不高，但平时的血糖却相当高。血糖和血压一样，重要的是掌握平时的数值。

我自己也会使用血糖仪做各种各样的试验，观察血糖会在什么样的情况下上升。

虽然压力会导致血糖小幅上升，但饮食依然起到了决定性的作用。**因此对于健康的人而言只要注意饮食，就能轻松控制血糖。**

另外，**餐后立刻进行短时间的运动也很重要。**关于餐后运动的方法，我会在第3章为大家介绍。

现代饮食习惯使人们易处于
高血糖状态

高血糖之所以如此普遍，一定原因在于现代饮食习惯。
也就是说，"吃什么，怎么吃"是人们是否发生高血糖的因
素之一。

现代人之所以会受到高血糖的威胁，是因为现代社会中
充斥着能够制造葡萄糖的"糖分"，人们无时无刻不在吃糖。

即使现代人的DNA与250万年前的祖先已有所差异，
但由葡萄糖生成能量物质ATP的生物化学机制却一直存在于
生命的演化过程中。

然而，我们的生活方式与遥远的祖先已相差甚远。

我们平时吃的多数食物在遥远的祖先时代并不存在。直

到大约1万年前农耕文明普及后，人们才逐渐开始大量吃米和面等粮食。更不用说白砂糖了，这是19世纪工业革命和制糖技术的改进后才普及的食品。

　　生活环境与饮食的巨大变化，让我们陷入"葡萄糖过剩"，也就是高血糖状态。

"吃什么，怎么吃"
是人们是否发生高
血糖的因素之一。

吃白米饭相当于
吃白砂糖吗

很多现代人被高血糖侵蚀的原因在于食物。比起单纯的饮食过量,更重要的是我们吃了什么。

遥远的祖先在漫长的时间里通过狩猎、采集等方式获取食物,吃的是野菜、树果、海藻或偶尔捕到的鱼和兽类的肉等。这种生活方式和饮食方式能够保证祖先们的身体正常运作,不易得高血糖。

可是后来,人类掌握了农耕技术,种出了大量利于保存的水稻、小麦等作物,并且大量摄入碳水化合物。或许就是从那时开始,高血糖成为了人类无法避免的疾病。

我想有些读者已经知道吃碳水化合物导致血糖上升的原因,不过我还是要在这里说明一下。

米饭、面包、荞麦面、乌冬面、意大利面等食物叫作"多糖类食物"。多糖类食物是由多个单糖分子组成的复杂碳水化合物，被咀嚼后进入胃部，在消化过程中分解出一个个单独的葡萄糖，然后经由小肠吸收，送入血液。所以吃碳水化合物会增加血液中的葡萄糖含量，引起血糖上升。

顺带一提，砂糖是双糖，是由两个单糖组成的结构。砂糖在消化过程中被分解成葡萄糖和果糖，所以分解速度比多糖类食物快。

单糖、双糖和多糖类食物都属于碳水化合物，所以无论如何，碳水化合物最终都会分解出葡萄糖进入血液中，只是分解和吸收的速度不同。单从葡萄糖的角度看，吃白米饭和吃砂糖没有多大区别。

虽然荞麦面、乌冬面、糙米、小米、燕麦等最终同样会分解成葡萄糖，但它们的消化速度、对血糖的影响以及含有的其他营养素与吃高糖食物不同，是更健康的碳水化合物来源。

所以，我并不是让大家完全不吃碳水化合物，我自己就**非常喜欢吃寿司和拉面。虽然会吃，不过我会控制摄入量**，即使是健康的碳水化合物，也不能肆无忌惮地吃。

选择荞麦面、乌冬面、糙米、小米、燕麦等更健康的碳水化合物来源，但也需要控制量。

对糖的欲望既难以发现，
又难以克服

　　ATP是支持我们每天健康活动的能量物质，葡萄糖是合成ATP的必需品。而能够大量提供葡萄糖的营养物质既不是脂肪也不是蛋白质，而是碳水化合物。

　　登山或者从事体力劳动等需要消耗大量能量的活动时，我建议大家摄入碳水化合物，比如马拉松选手会在比赛前补充足够碳水化合物。

　　可是在现代社会中，一般的工作和家务并不需要消耗太多能量。然而我们摄入的高糖或高碳水化合物却明显过量。或者说"被迫摄入过量高糖食物"的说法更接近现实。

　　那么是谁"逼迫"我们摄入了过量高糖食物呢？

　　一个是"我们的大脑"。

另一个是"经济社会"。

首先，我来谈谈"我们的大脑"。

正如前文所述，与生存环境残酷的人类祖先相比，我们的身体产生能量的生化机制并没有发生改变。

早期人类为了确保有东西吃，每天都要在狩猎和采集食物上花费相当多的体力。另一方面，能吃的食物本来就少，更不要说米饭和砂糖了。为了能在残酷的环境中生存下去，大脑会发出"摄入更多的葡萄糖"的指令。

在现代社会中，食物早已供过于求，可是大脑发出的指令依然没有改变。

我们之所以无法摆脱对糖的欲望，绝不是因为意志薄弱，而是因为大脑在发出指令。

举例来说，很多人都有过吃零食吃到停不下来的经历吧。明明肚子已经饱了，也明白最好不要再吃了，可是却怎么都停不下来，这是为什么呢？这可能与大脑的奖励机制有关。

摄入高糖食物后血糖上升，大脑会分泌多巴胺，让我们感到快乐。

然而血糖是波动的，情绪高涨的状态只能保持一瞬间，急剧上升的血糖会急剧下降，情绪很快就会恢复平静。于是大脑会为了再次激发奖励机制，而发出继续摄入高糖食物的指令，让我们对高糖食物产生欲望。

　　而对糖的欲望与尼古丁和药物成瘾不同，会在本人没有感觉的情况下越来越严重。抽烟、摄入药物都是人在成年后，通过自己的判断采取的行为。可是从小时候起，我们周围的食物含有高糖似乎就是一件理所当然的事情，我们会长期摄入糖，因此无论是发觉对糖的依赖还是克服这种依赖，都非常困难。

　　正是因为人们注意不到自己陷入了对糖的渴望状态，所以在不知不觉中发生高血糖也似乎成了一件常见的事情。反过来说，只要没有充分意识到自己会陷入对糖的依赖状态，就无法摆脱这一困扰。

不要被利用"不自觉成瘾"的经济行为煽动

接下来，我要说一说导致高糖食物摄入过量的第二个"犯人"——"经济社会"。现代经济社会中充满了容易导致人们对糖加深欲望的食品，这是为什么呢？

如果大家在食品制造公司工作的话，会想要研发什么样的新产品呢？当然是畅销的产品，而且不是短暂的热销，是能够让用户重复购买的产品。如果能够让消费者觉得好吃，并且开心地多次回购的话，就能为公司赚钱，这自然是最好的结果。

只要大家希望生产出这样的产品，那么产品大多会变得糖分过量。这不是产品开发者的错，而是消费者会在无意间产生"糖分需求"，从而催生出糖分过量的产品。

问题正如前文中所说，这种需求是由大脑的奖励机制催生出来的。

像是天气寒冷时想穿暖和的衣服，这类需求属于基本需求。厂家只要做出更加暖和、时尚的衣服，就能取悦消费者，事情就这么简单。可是消费者在食品方面的需求要更复杂一些，因为比起身体真正需要的食物，我们更倾向于选择大脑想要吃的食物。

在这里要向大家介绍一个词语——极致口味点或极致愉悦点（bliss point），这是一个食品或饮料的理想口味，即让消费者感到最满足和愉悦的味道。

美国大型食品制造商等机构从很早以前就开始进行极致口味点的研究，然后在研究结果的基础上开发产品。在世界各地畅销的饮料还有零食，大多是在此研究结果的基础上研发出的爆款产品。

我并不打算给食品制造商"定罪"，因为他们做的只是满足消费者需求，售卖产品的经济行为。

可是站在消费者的立场上，我希望大家在前往超市、便利店或者站在自动售货机前，想要购买食品时，能在选购前问一问自己以下三个问题。

- 我的身体需要这种食物吗？
- 是不是我的身体并不需要，只是大脑想要这种食物呢？
- 我是不是被"不自觉成瘾"的经济行为煽动了呢？

第 3 章

降低血糖的最强方法

为了摆脱高血糖，首先尝试在21天里改变生活习惯

2001年，美国开展的"糖尿病预防项目（DPP）"公布了最初的研究成果。

该项目选取了3234名25岁以上的研究对象，他们的BMI均在24以上，空腹血糖在5.3～6.9之间，2小时75克口服葡萄糖耐量试验（OGTT）结果在7.8～11之间。总而言之，这些人都是体重超重、空腹血糖稍高、糖耐量异常的人，也就是罹患糖尿病风险较高的人。

这些人被随机分成接受安慰剂，也就是什么都不做的人（对照组），服用二甲双胍预防糖尿病的人（二甲双胍组），以及干预生活习惯的人（生活习惯介入组）三组，观察2型糖尿病的发病率。

生活习惯介入组要注意饮食，每周做至少150分钟的有氧运动，目标是体重至少减轻7%。

研究结果表明，平均在3年后，二甲双胍组的2型糖尿病发病率降低了31%，而生活习惯介入组则降低了58%。也就是说，**改变生活习惯能非常有效地预防糖尿病**。

大家要想摆脱高血糖状态，应该做的是重新审视生活习惯。

美国哲学家约翰·杜威曾说："人类既不是理性的生物，也不是凭借本能生存的生物，而是服从于习惯和经验的生物。"

我们这些服从于习惯和经验的生物并不擅长改变已经形成的行事方式，刚开始改变的阶段总是令人不适的。

尽管如此，我还是请大家先努力坚持21天。

要想养成新的习惯，大家只要稍稍忍耐一下，坚持21天，新习惯就能成为不需要勉强就能做到的、自然而然的行为。

接下来我要为大家介绍的摆脱高血糖的习惯，刚开始改变时或许需要付出一定的努力，但是只需要坚持21天，你就能养成习惯，远离高血糖导致的疾病和老化。

不要怕吃富含脂肪的肉和鱼！
需要减少的只是糖

为了摆脱以糖尿病为首的众多疾病的元凶高血糖，首先必须要做的是控制葡萄糖的摄入。

就像我在第2章中介绍的那样，三大营养成分（碳水化合物、脂肪、蛋白质）中，能够让血糖快速上升的只有碳水化合物中的葡萄糖。所以有很多可以选择的食物，肉、鱼、豆腐和蔬菜等都可以选择，大家完全不需要饿肚子。

我希望大家注意的是，**降血糖控制的不是热量，而是糖分的摄入**。这是降血糖的决定因素之一。

那么糖分的摄入量应该控制在多少呢？

BMI超过24的人被定义为超重，超重的原因大多是摄入的能量高于消耗的能量。另外，超重本身就易增加患各种各样疾病的风险，所以请超重者控制能量摄入，尤其是高糖食物的摄入，一直到接近标准体重为止。

如果要说出具体数字，就请大家将每日的糖摄入量降到60g。

这里所说的"60g"指的仅仅是糖的重量，并不是指60g米饭。我将在下文中列出代表性食物的含糖量，请大家作为参照。这只是"参照"，不需要严格执行。因为说实话，要想准确计算出60g糖并不简单。不过在了解准确信息的基础上有意控制，就能在不知不觉中看到显著的效果，大家控制血糖的积极性也能大幅提高。

另外，BMI低于18.5，身材过瘦可能会导致人的免疫力低下，增加患上各种各样疾病的风险。所以，BMI不足18.5的人群应该补充碳水化合物来增重。而BMI保持在18.5～23.9的人，处于适中状态，可以每天测量体重，如果体重增加，就要减少糖的摄入量。

不过无论BMI是高是低，**都要严禁食用甜饮料等添加糖较多的食品**。添加糖会显著影响健康。

注：上文中食物的含糖量指的是可利用碳水化合物的量，也就是能被人体消化、吸收的碳水化合物。
　　《中国居民膳食指南（2022版）》中建议添加糖每天不超过50g，最好控制在25g以下。

常见食物的含糖量清单

续表

食品	量	含糖量
米饭		
白米饭	一份180g	55.2g
玄米饭	一份180g	51.3g
饭团	米饭75g	27.6g
蛋包饭	米饭135g	59.2g
奶汁烤饭	米饭130g	57.8g
炒饭	米饭180g	68.1g
鸡肉鸡蛋盖饭	米饭200g	82.5g
猪排盖饭	米饭200g	86.8g
猪排咖喱饭	米饭180g	84.7g
面包		
切片面包6片	一片60g	26.6g
牛角包	30g	12.7g
法棍	60g	32.9g
披萨吐司	面包60g	30.4g
热狗	面包43g	25.6g
法式吐司	面包45g	25.9g
三明治	面包90g	41.4g
馕	75g	34.2g
其他主食		
玉米片	40g	32.4g
水果麦片	40g	27.7g
年糕片	100g	50.3g
松饼	68g	30.0g
混合披萨	63g披萨	30.8g

食品	量	含糖量
面食		
荞麦面	180g	43.2g
乌冬面	200g	41.6g
挂面	200g	55.8g
意大利面	80g	56.9g
鸡蛋荞麦面	荞麦面180g	50.9g
肉乌冬面	乌冬面200g	50.2g
豚骨拉面	生挂面110g	66.1g
味噌拉面	生挂面110g	72.6g
培根蛋酱意大利面	意大利面200g	61.4g
肉酱意大利面	意大利面200g	68.3g
肉		
牛排（里脊）	牛里脊肉100g	1.9g
牛排（西冷）	西冷牛排100g	2.2g
牛肉汉堡肉	牛绞肉100g	9.7g
生姜猪肉	猪里脊80g	6.3g
煎饺	猪绞肉50g	17.2g
猪排	猪里脊100g	10.0g
韭菜炒猪肝	猪肝50g	3.7g
炒猪肉	猪里脊80g	1.7g
炸鸡	嫩鸡腿肉80g	4.7g
鸡排	去皮嫩鸡腿肉80g	9.1g
煎鸡胸肉	嫩鸡胸肉80g	9.1g
鸡肉大葱烤串（酱汁）	29g	1.5g
烤鸡肉丸（酱汁）	45g	2.0g

注：含糖量指可利用碳水化合物量，即食物重量减去其中的蛋白质、脂肪、膳食纤维、水分和灰分的重量。

食品	量	含糖量
鱼		
烤竹荚鱼干	鱼干50g（可食用部分）	0.1g
烤黄鱼干	鱼干65g（可食用部分）	0.1g
鳗鱼烧	鳗鱼70g	2.2g
红烧鲕鱼	鲕鱼80g	6.3g
炸虾	虾15g	1.5g
炸白丁鱼	白丁鱼20g	2.9g
炸白肉鱼	白肉鱼70g	8.6g
金枪鱼瘦肉（刺身）	40g	0.6g
青花鱼（水煮罐头）	20g	0.0g
蔬菜、海藻等		
土豆沙拉	土豆50g	10.1g
炸土豆	土豆80g	13.1g
玉米浓汤味可乐饼	72g	14g
炒口蘑	口蘑80g	1.2g
凉拌菠菜	菠菜60g	0.6g
卷心菜丝沙拉	卷心菜35g	1.6g
凉拌大豆豆芽	30g	0.7g
煮羊栖菜	干羊栖菜7g	5.3g
裙带菜汤	裙带菜15g	0.7g
凉拌海蕴	80g	4.4g
鸡蛋、豆制品、乳制品		
鸡蛋（生）	50g	0.2g
绿豆粉丝	30g	25.1g
寿喜烧	低筋面粉25g	30.7g

食品	量	含糖量
纯蛋卷	鸡蛋100g	1.1g
高汤鸡蛋卷	鸡蛋50g	0.3g
厚蛋卷	鸡蛋50g	3.2g
老豆腐	150g	1.8g
纳豆	50g	2.7g
炸豆腐	15g	0.0g
无添加豆奶	200ml	5.8g
调味豆奶	200ml	9.0g
牛奶	3.8%乳脂200ml	9.6g
低脂牛奶	1.0%乳脂200ml	11.0g
原味酸奶	100g	4.9g
加糖酸奶	100g	11.9g
加工奶酪	18g	0.2g
酒水		
碳酸饮料	200cc	22.8g
橙汁	200cc	21.0g
蔬菜汁	200cc	7.2g
啤酒（杯装）	200cc	6.2g
红葡萄酒	100ml	1.5g
白葡萄酒	100ml	2.0g
烧酒（加冰）	50ml	0,0g
柠檬烧酒	350ml	13.0g
日本酒（杯装）	100ml	4.9g
威士忌（兑水）	威士忌30ml	0.0g
白兰地	30ml	0.0g

※出自《含糖量手册（修订版）》（牧田善二）（新星出版社）

富含糖分的食物
可以分为四个危险等级

　　含糖食品可以按照危险程度，从最危险到不太危险分为
四个等级。

　　因为很难一一计算每种食品的含糖量，所以让我们从最
危险的食品开始戒除吧。

【危险等级 ★★★★】 **添加糖**

罐装咖啡和果汁。这是最糟糕的食品。大家尽量不
要喝。

【危险等级 ★★★☆】 **用砂糖做的甜点**

　　砂糖也就是蔗糖，是双糖，由1个葡萄糖和1个果糖组成
的糖。因为只含两个糖，所以分解速度很快，而且葡萄糖在

小肠中能迅速被吸收，让血糖急剧上升。不仅要小心甜点，还要注意面包店中用砂糖制作的甜面包。

【危险等级 ★ ★ ☆ ☆ 】 **精制谷物**

由于白米饭和面包等精制谷物去掉了谷物中原本含有的大部分膳食纤维，所以其中的葡萄糖与未经精制的谷物相比更容易被分解和吸收，导致血糖急剧上升。大多数膨化食品的原料都是精制谷物。

【危险等级 ★ ☆ ☆ ☆ 】 **非精制谷物**

如果要吃碳水化合物，那么请大家选择非精制谷物，比如糙米、杂粮和用全麦面粉做成的面包、意面等。不过它们最终依然会被分解成葡萄糖，请大家不要因为它们是非精制谷物就放心地大量食用，聪明的做法依然是控制摄入量。

饮料中的糖分会让血糖产生剧烈波动

由水稻和小麦等谷物做成的主食被称为多糖食物。米饭、面包、面食最终都会被分解成葡萄糖，通过小肠吸收进入血液。不过因为它们是由成百上千个葡萄糖分子连接而成的，所以在分解成葡萄糖被吸收之前，要经过咀嚼、胃肠的消化分解等步骤。因此与属于双糖的砂糖相比，主食升血糖的速度相对平缓。

由于添加在饮料中的糖大多是单糖或双糖，在入口后就会迅速通过胃部，被小肠吸收，让血糖迅速上升，容易引起血糖的剧烈波动。

● 碳酸饮料

一瓶500ml装的甜味碳酸饮料中的含糖量，可以换算成

10块方糖（每块含4g糖）。甜味在二氧化碳气泡的刺激下并不明显，如果放掉气之后喝一口，大家一定会惊讶于它的甜腻程度。

- **咖啡饮品（非黑咖啡）**

以185ml的罐装咖啡和200ml的杯装冰咖啡为例，喝一罐或一杯相当于吃了3～4块方糖。就算是标注了"微糖"的咖啡，喝一罐也相当于吃了2块方糖。

- **能量饮料**

一罐250ml的能量饮料相当于7块方糖，它们其实是充满了糖的饮料。

- **蔬菜汁、酸奶饮品**

就连蔬菜汁这种乍一看挺健康的饮料，如果大家看看营养成分表，也会大吃一惊，它们的含糖量出乎意料得多，比如我看过1盒200ml的100%纯蔬菜汁中的含糖量相当于4块方糖。酸奶饮品也不例外，我也曾见过1盒同样分量的酸奶饮品相当于6块方糖。这些都是最常见的产品，如果把它们当成健康食品每日饮用，反而会有害健康，购买之前一定要仔细看配料表。

- **运动饮料、口服补水液**

最近，运动饮料和口服补水液越来越受欢迎，需要注意的是，这些饮料中不仅含有盐，同样含有大量糖。在体育活动中，因为担心脱水，以及为了及时补充能量，大家常饮用运动饮料。可是就算如此，如果摄入过多导致高血糖的话可就糟糕了。

应该有不少人会在工作和学习间隙，为了给自己打气，在便利店或者自动售货机中随手买一瓶这些饮料。刚喝下后，能够感到神清气爽，恢复了精力，此时血糖急剧上升，可没过多久之后，血糖又下降了，反而感到更加困倦。

我们的身体在低体力活动的情况下，每天需喝7～8杯水。吃饭、喝咖啡和茶都能补充水分，然而并不是只要是水分，喝什么都可以，尤其是会让血糖剧烈波动的各种饮料，矿泉水才是最好的选择。

比起白天，
晚上摄入高糖食物风险更大

　　大家可能都知道，就算是同样的高糖食物，与白天相比，晚上摄入对身体造成的负担更大。

　　我们从食物中获取的糖分被分解成葡萄糖，经小肠吸收进入血液，白天的体力活动可以消耗葡萄糖，来帮助餐后血糖的下降。

　　可是晚餐后不久我们就要睡觉了，虽然身体和大脑还需要葡萄糖来维持正常的代谢，但并不会因体力活动而产生更多消耗。

　　如果在这种状态下我们反而摄入很多高糖食物，身体不仅要分泌大量胰岛素来降血糖，可能造成胰腺因为不断分泌胰岛素而疲劳，还会将消耗不掉的葡萄糖转化为脂肪储存起来。

对于健康的人来讲，如果想吃面包、蛋糕或其他甜食等高糖食物，可以将其放在早餐和午餐中吃，而且吃完晚餐后也要积极活动身体。

晚上摄入过多糖分没有多大好处，如果可以，最好不要在晚餐摄入高糖食物。

对于血糖已经出现问题人群，就请尽量避免食用高糖食物吧，即使它们真的非常诱人。

只要能掌握饮酒的窍门，
就不需要戒酒

有些医疗机构会用过时的方法指导糖尿病患者，要求他们控制热量摄入，禁止饮酒，因为酒精热量高。

那么**几乎所有喜欢喝酒的患者都被剥夺了人生的乐趣，留下了痛苦的回忆，而且血糖可能依然没能下降**。因为很多人为了忍住不喝酒，会在饭后吃水果或点心。

我明确告诉大家，酒精本身不会导致血糖上升。啤酒、清酒、黄酒以及其他甜酒是因为含糖量高，才会导致血糖上升。但这是由糖分而不是酒精造成的。

不仅如此，酒精还会导致血糖下降。

我曾在生物化学教科书中看到过关于"酒精性低血糖"

的案例。一名39岁的女性，因从早到晚一直忙于工作，几乎没有吃东西，在酒吧喝酒后突然意识不清，被送上了救护车，原因是空腹摄入酒精导致的血糖下降。医师判断她的症状是由低血糖引起的，急救的处理方法是让她喝橙汁，该女性顺利康复。

如果接受了错误的指导，认为酒精热量高必须控制，而对于又非常喜欢喝酒的患者，可能为了尽量减少摄入的热量，在空腹状态下饮酒，结果很可能导致血糖降低到危险范围内。

当然，过量饮酒有害健康。可是为了防治糖尿病和高血糖而辛苦地戒酒却毫无意义。

威士忌、烧酒等蒸馏酒由于不含糖，所以不会导致血糖上升，无糖发泡酒也不会升血糖。干白葡萄酒和大多数红葡萄酒中的含糖量非常低，大家可以适量选择。

注：《中国居民膳食指南（2022）》中建议，成人一天最大饮酒的酒精量不超过15g，任何形式的酒精对人体健康都无益处。

请摄入种类丰富的
植物性食品

减少碳水化合物的摄入之后，我希望大家用蔬菜、海藻类、菌类、豆类等植物性食品来补充。

虽然大多数植物性食品的碳水化合物含量较低，但大家需要避开土豆、红薯、南瓜等高碳水化合物的蔬菜。此外，植物性食品还含有对身体有益的成分"植物化学物质（phytochemical）"。

植物化学物质是植物自身在进化过程中，为了抵御害虫、病原体、抗氧化等产生的生物活性分子，而这种物质对人体具有潜在的生理功能，主要表现为抗氧化作用、调节免疫力、抑制肿瘤、抗感染、降低胆固醇等。

植物化学物质有很多种，具有代表性的有类黄酮、多酚和类胡萝卜素等。比如蓝莓中富含槲皮素、花青素和类胡萝卜素，西蓝花中含有类胡萝卜素、硫化物，大豆中含有异黄酮、植物甾醇，胡萝卜中有β-胡萝卜素，番茄（西红柿）中有番茄红素，白萝卜中有异硫氰酸等。

这些植物化学物质具有多种多样的作用，因此我希望大家多吃种类丰富的植物性食品。

另外，**日本有研究表明，植物性食品中富含镁，镁有助于维持血糖水平的稳定，可降低患糖尿病的风险**。海藻类中含有的镁尤其多。

菌类含有丰富的膳食纤维和多种维生素，同时具有多酚和β-葡聚糖等抗氧化成分，可增强免疫力，降低慢性疾病风险。

豆类及其制品也是我同样推荐的，比如豆腐、纳豆。我的患者中甚至有用豆腐代替白米饭的人。

如果要控制血糖，
一定不能只点日式冷荞麦面

研究表明，在空腹状态下只摄入碳水化合物，容易让血糖出现较快的上升。比如咸饭团、日式冷荞麦面、乌冬盖面基本上都是碳水化合物，所以吃过这些食物后，血糖会急剧上升。

如果选择同样分量的米饭、荞麦面、乌冬面，但加上脂肪和蛋白质，会出现什么样的情况呢？比如在荞麦面和乌冬面里加入鸡蛋、肉类，把米饭做成炒饭。**虽然后者的热量增加了，但是血糖却不会如之前一样快速上升。**

其实用热量衡量血糖是不对的，重点在于是否能减缓碳水化合物的消化和吸收。因此，在摄入碳水化合物的同时有意摄入脂肪和蛋白质是有效果的。

食物被咀嚼进入身体后，碳水化合物被分解成葡萄糖，脂肪被分解成脂肪酸和甘油，蛋白质被分解成氨基酸。

如果吃了简单的碳水化合物，比如单糖或双糖，则无需分解或快速分解成葡萄糖，在小肠被吸收。但是如果将碳水化合物和脂肪、蛋白质一起吃，身体就必须同时分解脂肪和蛋白质，从而减缓碳水化合物的分解速度。从结果来看，碳水化合物分解成葡萄糖被身体吸收所花费的时间更长，血糖的上升速度减缓。

另外，如果先吃脂肪和蛋白质，最后再吃碳水化合物的话，可以提供饱腹感，减少碳水化合物的摄入，血糖的上升速度会变得更加缓慢。

举例来说，如果午餐选择套餐，就应该先吃富含膳食纤维的蔬菜，然后吃鱼、肉等主菜，最后吃米饭。消化膳食纤维需要花费比较长的时间，所以先吃膳食纤维，能够有效减缓碳水化合物的分解速度。只要考虑好种类搭配和食用顺序，我们喜欢的米饭和面包也能巧妙食用。

避开反式脂肪酸，
食用好的脂肪

　　只有碳水化合物会让血糖上升。很多人为健康考虑而想要避开的"脂肪"其实与血糖没有直接关系。只要用血糖仪测量后就会发现，只摄入富含脂肪的肉排，血糖不会发生明显变化。

　　所以如果只考虑血糖，那么就不需要限制脂肪摄入。不过有些食材会引发其他疾病，因此判断食材好坏很重要。

　　在肉类方面，我们不需要在意脂肪含量的多少。不过有研究发现高红肉摄入过量可能会提高结直肠癌的发病率。一些火腿和香肠等加工肉类中含有可能致癌的添加物，最好不要吃。

鱼类总体来说对健康有益。青花鱼、竹荚鱼、沙丁鱼、秋刀鱼等鱼的脂肪中富含EPA和DHA，能够预防心脑血管疾病。

　　如果想得太多，吃饭就会变得困难。肉和鱼，加上贝类都不需要侧重于某一种，可以选择各式各样的品种。重要的事情要反复强调，脂肪不会让血糖上升，**所以选择肉类和鱼类时，完全不需要避开脂肪含量高的品种。**

　　不过同样是脂肪，选择油脂制品时还是要选择质量好的产品。人造黄油和一些色拉油中可能含有有害成分"反式脂肪酸"。反式脂肪酸已被证实会提高患心脑血管疾病的风险，而且会造成肥胖。正如我在第1章中提到的那样，这些都是高血糖人群应该注意的疾病。考虑到健康问题，应该避免摄入含反式脂肪酸的食物。

只有糖分容易升血糖

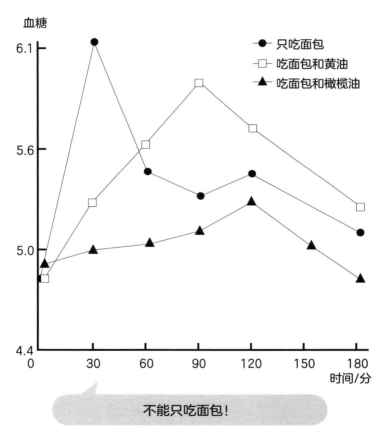

不能只吃面包!

※出自European Journal of Clinical Nutrition ,1992(46):161−166.

油炸食品中的脂肪在高温下会发生氧化反应，生成不健康的氧化脂质和自由基，所以最好不要吃。更不用我多说，大家也知道面衣是碳水化合物，所以即使非常想吃也不能吃太多。

另外还要避免食用存放时间长的油。哪怕价格稍高，**也请大家买小瓶的油，放在避光处保存，在氧化前尽早使用**。推荐大家食用具有强抗氧化作用的特级初榨橄榄油。

重要的事情要反复强调，脂肪不会让血糖上升。

乍一看安全的食物
也有可能隐含糖分

虽然我们应该积极摄入蔬菜，不过我在前文中也提到过，土豆、南瓜等蔬菜能够让血糖上升。比如土豆沙拉和煮南瓜，大家不要觉得它们是蔬菜，吃很多也没关系。

除此之外还有其他需要注意的方面。

基本上，鱼类和肉类不会让血糖上升，不过吃烧卖、饺子、炸猪排、天妇罗等食物会让血糖升高很多，这是因为面衣中藏着糖分。

鱼糕、鱼肉山药饼等用绞肉制作的加工食品也常常会使用碳水化合物增加黏性。

咖喱饭会让血糖上升很多。这不仅是米饭的问题，还因为一些咖喱酱中用到了淀粉以增加其黏稠性。奶油浓汤升血糖的原理同样如此。

除此之外，很多套餐搭配的和式煮菜中也会用到大量砂糖。

如果是自己做饭，就算是做前文提到菜品也能够自己把握放糖的量，可以有意识地控制。而外出吃饭或者在超市、便利店买的食物面衣往往很厚，还为了让消费者开心，使用大量砂糖调出更重的味道，因此需要大家注意。

另外，酸奶等乳制品是很受欢迎的健康食品，然而如果选择果味的产品，就会从中摄入不少糖分。就连标明原味的酸奶中也会加入不少糖，过量摄入会导致血糖上升。

吃完后马上运动！
就算只是2分钟也有显著效果

　　无论是吃饭还是吃点心，摄入的碳水化合物会被分解成葡萄糖。身体在小肠处吸收葡萄糖，当葡萄糖进入血液中后，血糖就会上升。不过如果这时身体需要大量能量，葡萄糖就会被用于制造能量物质ATP，血糖就不会上升太多。

　　所以在摄入碳水化合物后最好能立刻运动，等到血糖已经上升到峰值再运动的话就不会产生同样的效果了。不过，餐后不要进行高强度的运动，糖尿病患者需在医生的指导下安排运动时间。

　　吃过含碳水化合物的餐食后，血糖会在大约15分钟后开始上升，在1~1.5小时之后达到峰值（不过摄入液体糖分时，血糖的上升速度更快）。**因此要在摄入碳水化合物之后立刻运动（至少要在1小时之内）。**

我们就在吃过饭后立刻运动吧。虽说是运动，其实并不需要大张旗鼓地准备。选择在自己所在的地方能做到的小幅度的锻炼就够了。

如果你在公司上班，可以选择在外面吃过午餐后走回公司，或饭后在附近散步。

不过根据佩戴动态血糖仪做各种运动的患者反馈结果来看，比起走路20分钟，做2分钟深蹲更能有效抑制血糖。我曾经尝试过做10次深蹲，每次12秒，大腿已经感受到负担，可以有效抑制餐后血糖的上升。

当然，无论是深蹲还是仰卧起坐、负重提踵等运动都没问题，但是强度没必要太大，时间不需要太长，不要勉强自己，只要做2分钟就可以。所以一定要做，而且重在坚持。

锻炼后，肌肉会分泌鸢尾素，研究表明这种物质可能对认知功能和大脑健康有积极影响，大家的运动积极性是不是更高了？

比起利用整块时间努力运动，积极利用碎片时间运动也能有效改善血糖。

餐后自不必说，为了避免在工作中久坐，大家也可以每隔30分钟起身活动一下身体。

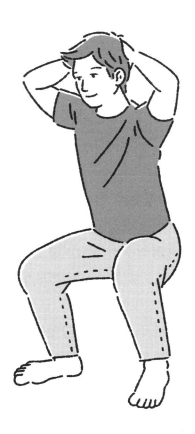

无论是在家还是在外，吃完饭后最好立刻做1组10次×12秒（共计2分钟左右）的深蹲。

压力会导致血糖上升，
但影响比饮食小

压力会刺激身体分泌肾上腺素和肾上腺皮质激素，提高血糖。

德国慕尼黑亥姆霍兹中心曾对5337名住在德国的劳动者进行了调查，发现在职场上压力较大的人其糖尿病发病率比压力较小的人高45%。

我有一位患者，他早上的血糖总是在6.7左右，但在工作中感受到压力后，血糖就会上升到8.9左右。以前，我曾经请一位杂志编辑佩戴过动态血糖仪。那位编辑说，血糖在截稿日期快到时有所上升，这可能是压力的影响造成的结果。

综上所述，压力是高血糖的一大诱发因素。可是要求现代人不要有压力是不可能的。我希望大家在明白压力会导致血糖上升的基础上，**能够在遇到烦心事时调整呼吸，尽可能保持心情平静**。

　　压力不仅是指精神层面的。举例来说，当我们进入极端的高温或低温环境中时，都可能被身体解读为一种压力。在压力反应下，身体会释放激素，提高血糖水平。这对健康的人来说没有什么，但对糖尿病患者可能多少会产生影响。

　　虽说如此，饮食习惯对血糖的影响仍旧大于压力。如果大家选择吃含糖量高的食物和饮料来缓解压力，就会本末倒置。

有控制血糖的觉悟，
才能够拥有减糖的动力

人们要想付出努力，坚持做一件新事，"认同感"是非常重要的。只要明白**"原来如此，这样做有价值"，养成并坚持新习惯就不再那么痛苦，反而会感到愉快。**

可以说这一点也完全适用于养成和坚持控制血糖的习惯。反复体验到"这样做能让血糖降低这么多"的经历，能够大幅提高积极性。

对大部分人来说，血糖不过是在体检时测量的一项数值而已。但是偶尔测量的数值并不能让我们准确掌握血糖的状态，不知道它是如何在不知不觉中上下波动的。

不过近年来，随着动态血糖仪的普及，人们可以实时看到自己的血糖会在什么情况下上升，怎样做会让血糖下降，甚至可以看到一天的血糖变化表。

很多来我诊所的患者会在佩戴动态血糖仪时吃各种各样的食物，进行各种各样的运动，积极地寻找适合自己的控制血糖的方法。我自己也会做同样的事，然后和患者们进行交流。

前文中为大家介绍的降血糖的方法**全都是经过患者们和我自己的实践，确定有效的方法**。

我经常对第一次佩戴动态血糖仪的患者说："不要去想一定要让血糖好转，请把它当成一项试验。举例来说，请大家查一查吃过自己喜欢的拉面后，经过多长时间，血糖会上升多少。之后在吃同样一碗拉面后，立刻进行短时间的深蹲或走路，看看血糖又会如何变化。"

于是患者们会立刻进行各种各样的尝试，然后大吃一惊。

比如，与吃加入大量叉烧、热量很高的拉面相比，吃只放面和葱白、味道清爽的拉面，血糖会上升更多。比起用油炒的炒饭，吃过盖饭后血糖更高。

出乎意料的是，喝了酒后的第二天早上，血糖会下降。

这些事情往往在听到的时候令人一时无法理解，不过只要自己亲眼看到血糖数值，任何人都能接受吧。

于是患者们会开始思考饮食搭配，结合高效运动，聪明地控制血糖。

知道自己能够控制血糖后，大家就会产生强大的自信，变得从容。

我有一位患者的HbA1c曾经高达8.8%，在佩戴动态血糖仪3个月后再次测量，HbA1c已经下降到6.5%，真是惊人的变化。

在日本，很多医疗机构在患者的HbA1c超过12%后，会建议患者住院2周接受健康教育。住院后，患者不仅要接受各种各样的指导，还要每天注射4次胰岛素，出院时，大多数患者的HbA1c只会下降1%，或者不下降。

通常情况下，住院2周，每天注射4次胰岛素，HbA1c降低的幅度依然很小，但那位患者凭自己的努力就让HbA1c下降了2.3%。

要想降血糖，没有比自己亲眼看到并认同更有效的方法。

如果可以，请大家都尝试佩戴动态血糖仪，认真对待自己的血糖。

不会让血糖大幅度上升的食物在这里！

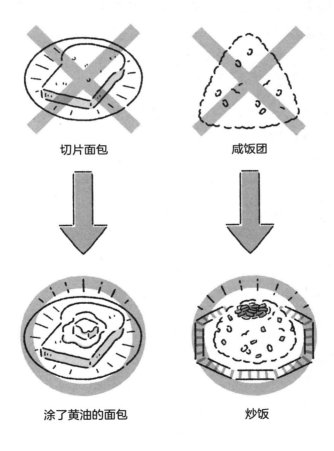

切片面包

咸饭团

涂了黄油的面包

炒饭

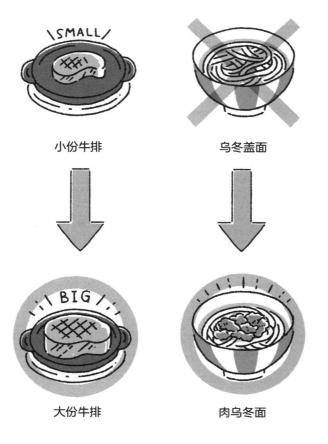

小份牛排

乌冬盖面

大份牛排

肉乌冬面

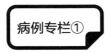
病例专栏①

只通过改变生活习惯就让血糖恢复
正常的病例

即使血糖高到被诊断为2型糖尿病的程度，但如果症状较轻，依然有很多不依赖药物，凭借改善生活习惯得到缓解的病例。我再重复一遍，这里所说的改善生活习惯不是指控制热量，而是控制碳水化合物。

如果你想在不使用药物的情况下大幅降低HbA1c，那么严格控制碳水化合物摄入就有可能做到。

事实上在我的患者中，就有人仅仅凭借控制碳水化合物让HbA1c恢复正常。

第1个例子是一名47岁的男性患者，身高180厘米，体重106千克，BMI属于肥胖。

2022年2月，他的HbA1c是8.2%，2个月后他的HbA1c在检查时竟然降到了5.9%的正常值，他的体重也减轻了

8千克。

我大吃一惊，询问原因后，他是这样回答我的："我彻底放弃了大米和面食。虽然饺子皮还是会吃，不过我试着戒掉了几乎所有碳水化合物。"

这位患者白天要在外面吃饭，不过他会从便利店买关东煮和鸡肉沙拉，彻底断掉碳水化合物。做到这种程度的"断糖"就能在短时间内大幅改善血糖和体重。

接下来让我们看看一位72岁的男性患者。这位患者希望在不吃药的情况下降血糖，于是拼命在饮食和运动方面努力。可是在2017年4月，他的HbA1c却升到了8.0%。

于是，我推荐他使用动态血糖仪。过了1个月，他的HbA1c下降到6.8%，3个月后就回到了6.2%。

总而言之，他的HbA1c在短短3个月里下降了1.8%。看到他取得了很多人吃药都达不到的效果，我很是欣慰。

让我们继续看第3个例子。这是一名53岁的男性患者，他让我看到了主动控制血糖的威力。这位患者是一位银行精英，身材魁梧，身高186厘米，体重80千克。

此前，他一直在吃最大剂量的"格列美脲"，这是降血糖效果很好的药，而且他还在吃最大剂量的"利拉利汀"。尽管如此，他的HbA1c依然达到了10.0％。因为他的药物已经用到了最大剂量，所以当时只剩下注射胰岛素这一种方法了。

我也推荐这位患者使用动态血糖仪来实践控糖。于是他在使用血糖仪1个月后，HbA1c就降到了8.3％。3个月后，他的HbA1c降到6.0％。

哪怕被逼到只能使用胰岛素的境地，用动态血糖仪来实践控糖，依然有可能让HbA1c恢复正常。

这位患者非常聪明，会积极探究"吃什么食物，会让血糖上升多少""饭后做多大强度的运动能让血糖下降"等问题，不断钻研和调整饮食运动习惯。

只需要控制碳水化合物，并且在饭后进行简单的运动，就能得到显著的效果。如果患者充满干劲，完全"断糖"2个月就有可能取得巨大的成果。这些事情并非是上述患者才能做到的，只要你有"我也试试看"的想法，就有可能得到同样的结果。

注：病例中的患者为2型糖尿病。

第 **4** 章

打破对糖尿病的误解
及早干预并发症的关键策略

每6个日本人里就有1个人
患糖尿病或者处于糖尿病前期

  国际糖尿病联合会（IDF）的报告显示，全球的糖尿病患者人数持续呈爆发式增长，2019年已经升至4亿6300万人，相当于每16个人里就有1个糖尿病患者。如今这个数字依然在持续增长，IDF预计到2045年全球糖尿病患者可能达到7亿人。

  为了提高人们对糖尿病的认知，促进糖尿病的预防和管理，1991年IDF与世界卫生组织（WHO）一起将每年的11月14日定为"世界糖尿病日"。2006年底联合国通过决议，从2007年起将"世界糖尿病日"更名为"联合国糖尿病日"（WDD）。

1980年左右，我成为了一名医师，当时日本每100个人里只有1个糖尿病患者。我周围的朋友们特别担心，对我说："糖尿病的治疗费便宜，你当这个专科医师能养活自己吗？"

如今，日本的糖尿病患者大约有1000万人，加上糖尿病前期患者，预计达到2000万人，相当于每6个日本人里就有1个糖尿病或者糖尿病前期患者（1980年，日本的总人口为1亿1700万人左右，2022年是1亿2500万人左右）。

看着糖尿病人数大幅增长的现实，恐怕没有人能断言"糖尿病与我无关"吧。

中国的情况比日本更加严重。

IDF在2021年的报告中指出，在中国大约14亿人口中，有1亿1640万糖尿病患者，因为糖尿病并发症需要透析治疗的患者可能达到46.5万人。

作为糖尿病专科医师，我最想告诉大家的是，**糖尿病这种疾病只要好好处理，就不需要害怕。**

就算你或者你的亲人已经患上了糖尿病，这种疾病本身并不会危及性命，请大家放心，不仅是我一个人这样说，WHO也发表过同样的意见。

我诊治过的患者已经超过20万人，我深切地感受到，疾病有可怕和不可怕之分，大家没有必要白白地为后者感到不安。不过有必要注意的问题是，如果疏忽了这些问题，就将承担巨大的后果。

全球糖尿病患者人数变化趋势

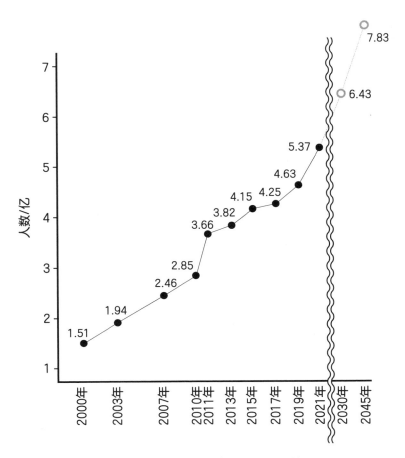

※出自2021年国际糖尿病联合会（IDF）发布的《全球糖尿病地图》第10版

不要以为全部交给医师
就能得到全面的治疗

没有其他任何一种疾病像糖尿病这样，"是否了解正确的知识"会让最终结果产生巨大的差异。所以无论你现在是否患有糖尿病，了解正确的知识对你都至关重要。

据说患上糖尿病会让男性的寿命缩短10年，女性的寿命缩短15年。这是因为糖尿病患者容易出现急性心肌梗死、脑卒中、阿尔茨海默病等疾病。另外，可能因为免疫力下降，更容易感染一些传染病。

总而言之，**养成控制血糖、预防糖尿病的习惯，才能远离一些致死性疾病，保持强大的免疫力，保护自己的身体。**

已经被诊断为糖尿病的人，要想避免因为其他疾病而失去生命，定期体检非常重要。实际上在我的诊所中，会向患者介绍能够进行最新的急性心肌梗死、脑卒中等疾病检查的医疗机构。**在当今时代，很多疾病只要早发现早治疗，都能得到控制，甚至治愈，所以在害怕之前请先检查。**

而且对糖尿病患者来说，为了避免并发症恶化，积极治疗同样非常重要。糖尿病并发症中有广为人知的"三大并发症"，分别是糖尿病肾病、糖尿病视网膜病变和糖尿病神经病变。大家最害怕的可能是糖尿病肾病，病情恶化后必须进行透析治疗，透析治疗本身就很痛苦，进行透析治疗后，寿命一般会缩短。

只要接受了正确的治疗，这些并发症就有可能避免。无论是透析治疗、失明还是腿部截肢都不会发生，请大家放心。但是这份放心是建立在"正确知识"的基础上，如果完全交给医师，恐怕没办法接受全面的治疗。证据就是日本每年会增加4万名需要接受透析治疗的患者，其中近四成，16000人是因为糖尿病，另外，因为糖尿病而失明的人每年有3000人之多。这些患者中的大多数并不是没有去过医院。他们都有自己的主治医师，可是却没能在早期阶段得到及时的治疗，没能避免透析或失明的后果。

重要的事情要重复几遍，糖尿病这种疾病只要好好处理，就不需要害怕。**不要完全交给医师，大家应该自己掌握正确的知识，并且主动要求主治医师采取全面的治疗方法。**

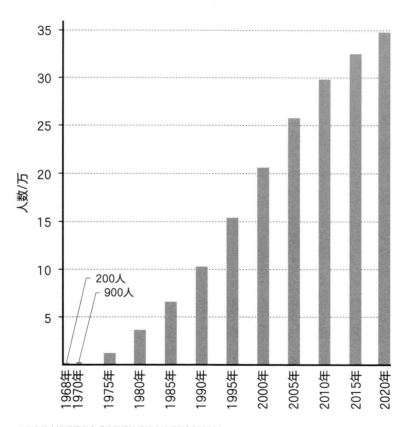

日本慢性透析患者人数变化趋势

（纵轴）人数/万

（图中标注）200人
900人

（横轴）1968年 1970年 1975年 1980年 1985年 1990年 1995年 2000年 2005年 2010年 2015年 2020年

※出自日本透析医学会《我国慢性透析疗法现状》(2020)

糖尿病和高血糖本身
并不致命

　　研究发现，糖尿病患者不仅有可能患上糖尿病肾病、糖尿病视网膜病变、糖尿病神经病变等广为人知的并发症，还容易患上急性心肌梗死、脑卒中、阿尔茨海默病等会危及性命的疾病。而且研究表明糖尿病患者在患上某些传染病之后更容易成为重症患者。

　　人类拥有能够保护自身免受各种疾病困扰的"免疫力"，但是如果长期处于高血糖状态，免疫功能将大幅下降。如果免疫力下降，各种疾病都更容易入侵我们的身体。

　　所以对糖尿病患者来说，重要的是将血糖控制在安全范围内，避免免疫力大幅下降。不过请大家放心，安全范围的目标数值并不严苛。科学家们做过各种血糖与免疫力关系的研究，只要HbA1c低于6.9%，就能基本保持和正常人相同水平的免疫力。

HbA1c的正常值为不超过6.2%，所以如果只比正常值高一点点，免疫功能还可以勉强维持正常。日本糖尿病学会推荐患者先将HbA1c控制在6.9%以下。

之前并没有6.9%以下这个推荐值，但是信息在不断更新。请大家积极收集最新信息，获得让自己能够更安心生活的知识。

我相信"不要输给糖尿病"并不单纯指不让健康情况恶化，还意味着不要放弃未来能够健康长寿的信念。

可是一部分糖尿病患者却认为自己已经没救了，拒绝为了维持身体健康获取信息，严重的还有放弃治疗的情况。实际上还有数据表明，在日本大约1000万名的糖尿病患者中，每4个人中就有1个人不接受治疗。我希望大家明白，这真的是非常令人遗憾的行为。

虽然糖尿病和高血糖本身并不致命，就算长期处于高血糖状态也不痛不痒。但威胁患者生命的是对高血糖不管不顾的结果，即高血糖引发的其他疾病。

　　所以完全不对糖尿病和高血糖进行任何处理，是一件非常可惜的事情。

（尽管比正常值稍高，但是）只要HbA1c低于6.9%就能基本保持和正常人相同水平的免疫力。

只要认真改善饮食习惯，
就能防控糖尿病和高血糖

糖尿病有1型和2型之分，1型糖尿病多在儿童和青少年时期发病，从某个时期开始，身体几乎完全无法分泌胰岛素，导致血糖上升。1型糖尿病是一种自身免疫性疾病。

2型糖尿病则多是生活方式疾病，会由于长期处于高血糖状态而发病。本书所说的"糖尿病"指的是2型糖尿病。

也有人试图在遗传方面寻找自己患糖尿病的原因，比如"我父亲和叔叔都是糖尿病，我得糖尿病也是没办法的事"。糖尿病确实在某种程度上与遗传有关。但遗传因素只占极少部分，影响较大的是人们每天会造成高血糖的日常生活。

我们会和家人、亲戚吃同样的饭，如果父母习惯高碳水化合物的饮食，在这种环境下成长的孩子在将来组建自己的家庭后，大多也会习惯于同样的饮食习惯。所以家人和亲戚中患糖尿病多的人更容易患上糖尿病，父母高血糖，他们的孩子发生高血糖的可能性会提高。

但是只要认真改变饮食生活，糖尿病和高血糖都能被控制。**无论家族中有多少人得糖尿病、高血糖，只要自己选择正确的饮食生活，就能避免疾病。**有的患者在被诊断为糖尿病以后，也会因调整正确的饮食生活而认为"糖尿病不可怕"。

相反，也有人拼命想要控制糖尿病，结果却不如人意，这是因为很多医疗工作者在用陈旧的知识进行治疗。随着全球患者的增加，在糖尿病治疗领域，治疗方法和新药的研发进展越来越迅速。所以选择医师很重要，自己主动获取知识的态度同样重要。

糖尿病前期应该做的
检查项目推荐

大家可以通过以下标准判断自己是否患有糖尿病。

❶ **空腹血糖超过7**

❷ **餐后血糖超过11.1**

❸ **HbA1c超过6.5%**

只要符合①②③中的任意一项，就可以立刻被诊断为糖尿病。

另一方面，血糖正常可以由以下数值决定。

❹ **空腹血糖不超过6.1**

❺ **餐后血糖不超过7.8**

也就是说，尽管不符合①②③（不会被诊断为糖尿病），但是如果同样不符合④或者⑤的话，就处于比较微妙的状态，被称为"糖尿病前期"。

如果你已经处于糖尿病前期，请绝对不要认为"既然没有被确诊为糖尿病，就可以继续观察"，而是一定要前往有糖尿病专科的医院或诊所接受口服葡萄糖耐量试验，掌握更加准确的情况。

口服葡萄糖耐量试验是一种评估胰岛素分泌能力和血糖控制状况的检查，患者在测量空腹血糖后，喝下一杯含有75g葡萄糖的检查用饮料，再测量服糖后30分钟、1小时、2小时的血糖。这项检查可以将患者的状态分成三种，分别是"正常""临界（糖尿病前期）"和"糖尿病"。

处于临界范围的患者如字面意义所示，正处在临界状态，一只脚已经踏入了糖尿病的范畴。不过只要从此时开始重新审视饮食生活，有意控制血糖，就可以避免患上糖尿病。

另外，就算检查结果属于正常，如果不采取任何对策，将来依然存在风险。现代生活中充满了能够导致高血糖的要素，请大家重新审视自己的饮食生活，关注自己的血糖变化。

我认为当空腹血糖超过5.6或者HbA1c超过6%时，就应该接受口服葡萄糖耐量试验，因为这个范围中隐藏着许多糖尿病患者。

如果在处于临界状态时选择注意控制血糖的生活方式，就能预防糖尿病。

通过口服葡萄糖耐量试验
诊断糖尿病及糖尿病前期的标准

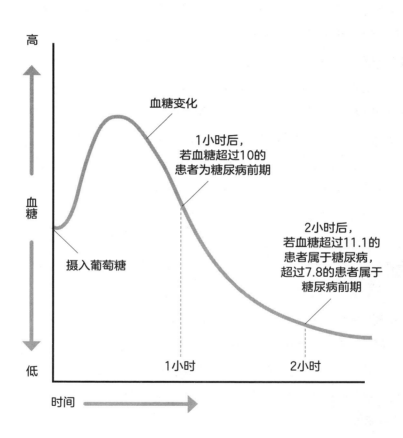

高

血糖

血糖变化

1小时后,
若血糖超过10的
患者为糖尿病前期

摄入葡萄糖

2小时后,
若血糖超过11.1的
患者属于糖尿病,
超过7.8的患者属于
糖尿病前期

低

1小时

2小时

时间

判断医疗机构是否
值得信赖的两项标准

假设你在体检时被诊断为糖尿病，然后找到"了解糖尿病"的医师问诊。

接下来，你要接受什么样的治疗呢？恐怕最开始会接受为了降低血糖，**以饮食和运动为中心的"生活指导"**。其实生活指导的内容能够成为判断医疗机构是否值得信赖的第一个标准。事实上遗憾的是，很多医院都会用陈旧的治疗方法来进行生活指导……

我在第3章中已经详细介绍过，以降血糖为目的的饮食中最重要的只有控糖，不需要限制热量。

可是日本糖尿病学会如今依然在推荐限制热量的方法。所以营养师会推荐患者吃低热量的荞麦面和饭团，不能吃富含脂肪的肉类，并且严格限制本来可以喝的酒。

患者失去了吃饭的快乐，明明忍受着饥饿，血糖却完全没有降低，只会积攒压力，最终导致糖尿病恶化。

大家最好避开要求患者限制饮食热量的医疗机构，而且这些医疗机构很少会推荐大家控糖。请大家参考我包括本书在内的作品，主动在饮食中控糖。

第二个判断标准是看医师关注你的哪一项指标。大多数医师都会认真检查患者的HbA1c。

在生活指导阶段，如果没有看到HbA1c下降等效果，医师就会推荐患者使用药物或者注射胰岛素。只要结果是HbA1c得到控制，医师就会认为"治疗顺利"，并且告诉患者这个消息。患者会开心地认为"就要保持这样"。

第二个判断标准就在这里。**医生执着于HbA1c，正是糖尿病临床治疗中的决定性错误。**

有很多像我一样自称糖尿病专科医师的人，都在为了患者拼命工作。然而遗憾的是，他们很难将患者从并发症的痛苦中拯救出来，这是因为大多数糖尿病专科医师只专注于降低患者的HbA1c。

很多糖尿病专科医师缺乏对并发症的认识，缺少对并发症的关注。可是对患者来说，真正可怕的并不是糖尿病本身，而是并发症。只有从被诊断为糖尿病的初期阶段开始，就想尽办法预防并发症的发生和恶化，向患者提出建议的医师，才是值得信赖的糖尿病专科医师。

① 是否要求患者控制糖量而不是热量摄入。

② 是否向患者提供预防及应对并发症的建议。

没有人敢说自己不会患上并发症

当然，控制HbA1c同样重要，如果大家因为目前的数值低就放松大意，可是很危险的。就算凭借改善饮食生活和运动习惯，或者吃药、注射胰岛素等方法让血糖暂时恢复到较好的状态，但只要之前有过血糖高的时期，就无法完全摆脱出现并发症的风险。

我在美国研究"控制血糖是否能有效预防肾脏并发症"的问题，发现就算现在能顺利控制血糖，只要曾有高血糖的历史，即使已经过去了十几年，肾脏依然有可能病变或病情恶化。也就是说，**十几年前的高血糖落下的病根会在意想不到的地方死灰复燃。**

另外，日本眼科医学会的报告显示，糖尿病发病8年后，28%的患者会出现视网膜病变，15年后该比例将增加到40%。

这就是糖尿病并发症的残酷真相，哪怕经过了漫长的岁月，依然不能放松警惕。大家一定不要只看现在的血糖，必须预判将来可能出现并发症的风险。

可是就算血糖高，有些人的身体依然没有任何症状。年轻的时候，很少有人会检查血糖，大都不会关心，根本不知道该如何掌握自己的血糖。

如果你觉得自己现在碰巧将血糖控制在了某种程度，觉得不会得并发症而疏忽大意，就是一件非常危险的事。

我希望阻止因并发症治疗延误引起的悲剧发生

遗憾的是，大多数糖尿病专科医师都相信"降低患者的HbA1c才是自己的工作"，并不了解并发症，甚至会认为"只要HbA1c正常，就不需要担心并发症"。

"如果患者的肾脏出现了问题，交给了解肾病治疗的医师就好。"糖尿病专科医师的这种想法乍一看或许是正确的，可是多数情况下，等到出现并发症再去看某某医师就已经晚了。

如果要委托肾病专科医师，就应该在预防治疗阶段将患者介绍给相应科室的医师，这是主治医师的义务。

然而在糖尿病并发症的领域，糖尿病专科医师和其他科室的医师之间存在严重的错位，尤其严重的是肾病。

实际情况是，**不停地有糖尿病患者本来以为糖尿病的治疗进行得很顺利，结果有一天突然被告知"已经不得不做透析了，请转到透析专科医院吧"，从而大受打击。**

很多糖尿病专科医师认为当"某个时刻"到来，患者就不可能逃过透析。尿蛋白检查是评估肾脏健康的方法之一，当尿蛋白检查结果超过300mg/24h时，通常被认为是临床显著的蛋白尿，需要进一步的评估来确定肾脏病变的严重程度，我习惯称之为不归点（point of no return，无法返回的地点）。

可是在到达不归点前，这些医师却什么都不会说，因为他们认为什么都做不了。就算患者拜托他们不要让自己陷入不得不透析的结果，由于不知道方法，他们也什么都不会做。

可是到达不归点后，就真的束手无策了吗？不，还有办法！

我的宗旨是"绝不让自己的患者透析"，并且会为此学习新的医疗知识，在每天的诊治过程中实践新的治疗方法。这部分内容将在"你的主治医师是否具备最新医疗知识"一节为大家介绍。

到达不归点后，
就真的束手无策了吗？

不，还有办法！

很多糖尿病专科医师不知道的防透析检查

在日本，每年会增加4万名透析患者，其中有4成是因为糖尿病并发症。开始接受透析治疗后，患者一般会被认定为"一级残疾"，享受一定医疗费减免。高额的治疗金额几乎要冲垮日本的社会福利和医疗保障体系。控制透析治疗不仅对患者，对国家来说同样是迫在眉睫的。

尽管如此，很多糖尿病专科医师依然无法帮助患者免于透析，这是因为他们没有做能够正确掌握肾脏健康情况的检查。

很多医师会通过看"血清肌酐"和"eGFR（肾小球滤过率的估算）"的值来判断患者的肾脏情况，可是当这些数值出现异常时，就表明肾功能已经下降了。

对于监测肾脏健康情况的检查，**更具预防性的检查是"尿微量白蛋白检查"**，即检查有多少蛋白质渗入患者的尿液，正常值是30mg/gCr以下（下文省略单位）。肾脏功能持续衰减，会导致尿白蛋白的数值渐渐上升。

尿白蛋白在30~300之间叫作"微量白蛋白尿"，在糖尿病肾病的疾病分期中属于糖尿病肾病的早期阶段。**在早期阶段开始治疗的话，可以有效减缓肾病的发展。**可是如果不进行这项检查，就会错过机会。由于患者不会有任何自觉症状，所以结果几乎全部取决于主治医师是否具备相应的知识。

一般在体检时经常出现的项目"尿蛋白"是监测肾脏健康状况的检查，如果尿液中的蛋白质浓度超过30mg/dL，或200mg/gCr，结果会呈现阳性（+）。到了这个阶段就需要做进一步检查了。若是糖尿病患者，此前缓慢上升的尿蛋白可能会开始快速上升，画出一条弧线。

如果你现在的主治医师并不精通肾病治疗，那么你可以定期检查尿微量白蛋白，其到达300前请主治医师为你介绍肾病专科医师。

另一方面，血清肌酐是什么情况呢？尽管各个医院的衡量标准不同，但成年男性的正常值在0.7~1.3mg/dL（62~115μmol/L），成年女性在0.6~1.1mg/dL（53~97μmol/L）（下文省略单位）。然而实际上如果在肾脏刚刚开始出现问题时，血清肌酐几乎不会超过正常值。相反，哪怕仅仅是稍稍超过正常值，肾脏功能可能就已经衰退了，之后很可能会加速恶化。

血清肌酐出现异常时，就说明肾功能已经受损了。在日本，如果血清肌酐超过5，就会被认定为三级残疾（肾功能障碍），必须立刻开始透析。

也就是说，那些不关注患者尿蛋白的医师大多认为，当血清肌酐达到3~5时，尽管遗憾，但也只能为患者介绍透析医院了。每一位医师都全心全意帮助患者，尽管他们已经很努力地降低患者的HbA1c了，但还是没有效果。尽管他们是糖尿病专科医师，但由于不熟悉肾病，会认为血清肌酐达到3~5就是极限了。

然而还有更多的事情可以做！

如果关注尿蛋白，就能更早地掌握肾脏的情况，如果在恶化并不严重的时候用合适的药物治疗，就不会进展到无法挽回的地步。如果糖尿病医师对治疗肾脏缺乏自信，只需要在还没有恶化的时候为患者介绍治疗肾脏的专科医师就好。这样一来，就有可能帮助患者免于透析。

如果你被诊断为糖尿病，并且已经开始治疗了，主治医师却没有测量尿蛋白的话，一定要要求主治医师为你检查。如果医师不听你的要求，那就考虑换一家医疗机构。

身体是自己的，如果走到不得不进行透析治疗的地步，无论你有多悔恨都来不及了。

要想了解肾脏的状态
请检查尿微量白蛋白

尿微量白蛋白 /（mg/gCr）	肾脏状态
10以下	正常
10～30	没有异常，但是糖尿病患者需要半年复查一次，其余患者需要一年复查一次
30～300	"微量白蛋白尿" 肾病专科医师通过早期治疗（药物治疗）能有效缓解发展 每隔3个月复查一次
超过300	"蛋白尿"，根据情况可能需要透析 不过如果使用正确的治疗方法，有可能恢复。我认为在到达500之前都可以避免透析

你的主治医师是否具备最新医疗知识

有些患者在主治医师告诉他们"你的肾脏已经治不了了,请考虑透析"之后,会来到我的诊所。我认为**在尿微量白蛋白不超过500,血清肌酐不超过4时,都有可能帮助患者免于透析**。有些患者在听到我的说法后甚至会喜极而泣。

面对重症患者,我通常会使用药物安体舒通(又叫螺内酯)进行治疗。其实肾脏不好的患者以前被禁止使用安体舒通,因为它会增加血钾浓度,给肾脏造成负担,所以很多糖尿病专科医师不会想到给患者使用这种药物。

但这不过是"过时的知识"。

在2012年前后，欧美国家相继出现了能够推翻这项旧常识的报告。如果能巧妙利用安体舒通，比如在血钾浓度升高时配合使用降血钾的药物，甚至可以治好相当严重的肾病。我研究这样的论文后，结合患者的实际情况给患者开了安体舒通，结果一些重症患者的肾功能大幅好转。

安体舒通的这项新功能还清楚地记载在最新的英文教材中。可是很多医师并不阅读最新的英文教材和论文，所以始终不了解。

在我的患者中，也有不少人在常去的地方医院听过这样的说法："安体舒通绝对不能用，赶紧停药。"

那些医师完全没有恶意，只是脑海中的知识停留在了2012年之前而已。在这样的医师中，还有人惊讶地给我打电话询问原因。我耐心地向他解释，后来他尽管惊讶，最终还是接受了，这就是现实。

你的主治医师一定会努力为你治疗，但是治疗方法是否基于最新的知识就另当别论了。在医疗领域，过去被当作常识的事情也会不停地被推翻。

像糖尿病这样的疾病需要患者与主治医师长期打交道，所以患者会信任主治医师，相信"只要交给这位医师就一定没问题，相信医师一定会帮我解决肾病，不会让我做透析"。

然而很多医师认为长期患有糖尿病的人肾脏功能一定会逐渐衰退，这是没办法的事。他们并不认为可以让患者避免透析。在这种现实中，只有患者自己可以握住拯救自己性命的钥匙。

视网膜病变早期没有
明显自觉症状，
定期检查不可少

    在糖尿病并发症中，比起肾病，很多患者更害怕视网膜病变。这是因为视网膜病变虽然不像肾病那样致命，但伴随着失明的风险。实际上每年在日本有3000人因为糖尿病并发症而失明，后天失明的第二大原因就是糖尿病性视网膜病变。

    视网膜病变是长期高血糖的结果、视网膜持续遭到损害的结果。视网膜是眼球壁的内层，眼底分布着众多毛细血管。血糖上升后，毛细血管会变得脆弱且易受损伤，影响血液供应，可是在早期阶段患者大多不会出现明显的自觉症状。

    当血液无法在毛细血管中顺畅流动时，为了补充血液，可能会出现新的毛细血管生长。可是新生血管非常脆弱，容易破裂，一旦新生血管破裂导致眼底出血，就会损害视网膜，影响视力，最糟糕的结果是失明。

不过只要患者高度重视，就不用太担心视网膜病变。**只要从得知自己患有糖尿病开始，定期去值得信赖的眼科做检查，接受合适的治疗，就不会进展到无法挽回的地步。**反过来说，如果不重视它，就可能会造成无法挽回的结果。

和肾病一样，视网膜病变同样会在没有明显自觉症状的情况下恶化。在较严重的阶段，患者的视力可能会突然下降，甚至视网膜剥离而突然看不见。

有一天，患者会发现有一块漆黑的区域覆盖在眼前，看不清东西了，这就是眼底出血。就算这时慌慌张张地赶到眼科，也已经无计可施，这只眼睛的视力恐怕很难恢复如初。这样可怕的例子数不胜数。

请大家一定要注意定期检查，不要认为等到眼睛看不清了再去医院也可以。

通过为眼底的毛细血管拍照检查，可以判断视网膜病变的严重程度。糖尿病视网膜病变通常分为四个阶段：轻度非增生型糖尿病视网膜病变，中度非增生型糖尿病视网膜病变，重度非增生型糖尿病视网膜病变，增生型糖尿病视网膜病变。

处于第一阶段的视网膜病变时，毛细血管有微量出血或者点状出血斑。当然，患者在这个阶段还没有明显自觉症状，但绝对不能大意，这个阶段还能够治愈，因此请大家在参考本书控制血糖的方法同时，每隔半年在值得信赖的眼科做一次精密检查。

进入中度、重度阶段的视网膜病变时，出血量和出血斑通常扩大。为了治疗或预防最严重阶段的出现，可以采用光凝术进行激光治疗。医师的技术和设备的情况，对这项治疗的效果会有差异，大家最好与主治医师商量，选择技术好的医师和拥有最新器材的医疗机构。

如果病情继续恶化，进入最终阶段增生型糖尿病视网膜病变，就会出现血管堵塞，造成视网膜缺血，刺激新生血管的生成。由于眼底长出了脆弱的新生血管，隐含着大出血的危险，可能导致严重的玻璃体出血，甚至引起视网膜脱离。

所以，糖尿病引发的视网膜病变一定要尽早积极干预，尤其是已经被诊断为糖尿病的患者，定期进行眼科检查非常重要，千万别等到病情发展到无法挽救的地步。

不放任手或脚的麻痛感，
就可能避免发生坏疽

　　在糖尿病的并发症中，可能被患者最早发觉的是糖尿病神经病变。大约七成糖尿病患者会出现糖尿病神经病变。

　　高血糖、慢性炎症、AGE的积累等可能导致毛细血管、小动脉损伤，供血不足，从而对密布于身体远端的神经细胞造成损害。

　　神经细胞受损后，一般情况下最先出现的是指尖、脚尖的麻痹或刺痛感。其中，对称性神经病变是相对常见的，也就是双手或双脚出现症状。接下来，症状越来越严重，范围越来越广，呈手套、袜子样分布。

　　糖尿病神经病变最悲惨的结果可能是腿部出现坏疽，不得不截肢。很多患者开始出现麻痹症状时就会担心**这样下去会发展成坏疽，其实这是误解**。

　　长期的高血糖状态，会导致肢体末端动脉狭窄甚至堵塞，使血液不流通，无法输送氧气和营养成分，造成组织坏死。也就是说，麻痹感是由毛细血管受损造成的，坏疽则是由动脉受损引起的。

　　所以要想避免坏疽，一定不要让腿部动脉堵塞。定期检查动脉状态，如果动脉严重变细，就及时进行治疗，保证血液流通。

　　由于糖尿病神经病变会导致对疼痛、冷热不敏感，所以不易及时采取保护措施。

　　举例来说，患者的脚受了小外伤时不会有明显痛感，所以不会处理伤口。血糖高不仅会导致伤口愈合变慢，还容易发生感染，就算是小伤也容易加重。

　　没有感觉的急性心肌梗死同样会带来危险。通常情况下，急性心肌梗死发作伴随着剧烈疼痛。急性心肌梗死指的是给心脏供应血液的冠状动脉被堵塞，导致血液不流通。心肌如果得不到氧气和营养就会出现坏死，表现形式是强烈的疼痛，"仿佛有一只冰冷的铁手紧紧握住了心脏"。然而出现糖尿病神经病变后，患者无法感觉到明显的疼痛，这就叫

"无痛性心肌梗死"。就算患者感觉不到疼痛，心肌坏死的情况依然在不断恶化，结果有不少患者耽误了治疗，失去了生命。

接受合适的检查，就能防患于未然，防止类似悲剧的发生。

肥胖是患上糖尿病和
高血糖的重要风险因素之一

很久之前，研究者们已经指出了糖尿病与肥胖的关系，因为肥胖人群中有很多糖尿病患者。近年来，事实证明二者的关系非常密切。

在2019年的欧洲糖尿病学会上，丹麦发表了一份以超过9500名志愿者为研究对象的研究报告。研究表明**与遗传因素和不健康的生活方式相比，肥胖是糖尿病更重要的风险因素**。不健康的生活习惯只会让糖尿病的发病率增加20%，而肥胖则会让发病率增加8倍。

大家必须明白肥胖是**"必须消除的因素"**，**"消除它具有极高的价值"**。

大家可以用BMI来判断自己的肥胖程度。BMI在18.5到

23.9之间为理想体重范围，在24到27.9之间为超重，超过28为肥胖，相反，BMI低于18.5为过轻。

如果身体过瘦，可能会导致免疫力下降，感冒后引发肺炎的风险提高，对传染病的抵抗力同样会减弱。另外，过瘦人群容易出现贫血、甲状腺激素低等烦恼，还容易体寒。如果是女性，身体过瘦还会增加发生脑卒中的风险。

保持理想体重是最好的结果，不需要继续减肥。

如前文所述，肥胖与高血糖密切相关。用本书介绍的知识解决高血糖问题，能有效摆脱肥胖。摆脱肥胖，还能预防糖尿病以外的很多其他疾病。

BMI 计算公式及简表

$$BMI = \frac{体重(kg)}{身高(m) \times 身高(m)}$$

【以体重 60kg，身高 1.6m（160cm）为例】

$$BMI = 60 \div (1.6 \times 1.6) = 23.4$$

BMI	
18.5以下	过轻
18.5 ~ 23.9	标准
24 ~ 27.9	超重
超过 28	肥胖

虽然降血糖药物在迅速发展进步，但是依然不能疏忽大意

糖尿病治疗取得了巨大进展，尤其是效果显著的药物正在不断被研发出来。

糖尿病患者分泌胰岛素的能力减弱，或者体内胰岛素的效果减弱。过去，从外部补充胰岛素的治疗方法在临床中被广泛使用，"胰岛素注射"在普通人心中已经留下了非常糟糕的印象。很多人一想到针头就感到害怕，因而不愿意接受治疗。现在，胰岛素注射已经发展成了更方便使用，不需要害怕的方法。

在注射型药剂中，出现了外形像塑料签字笔一样的"GLP-1"制剂，这是一种能够促进胰岛素分泌的药剂。

患者只需要摘下盖子，将极细的针刺入腹部注射药剂。虽说需要刺入，但几乎不会感到疼痛。

口服药的进步更是令人震惊。

比如"SGLT2"抑制剂就是一种如今颇受瞩目的药物。我们吃糖后，血液中的葡萄糖含量增加，血糖上升，这种药物会将血液中多余的葡萄糖通过尿液排出。所以就算摄入糖分也不会让血糖升高太多。

我的一位患者喜欢吃拉面，以前在吃过拉面后，他的血糖会超过13.9，服用这种药物后只会达到10，这让他非常开心："没想到还有这种像作弊一样的方法。"这种药物不仅能够降血糖，同时具备减肥效果，所以患者服药后体重会减轻3～4kg。因为这个原因，这种药物在美国格外受欢迎。

各种划时代的糖尿病治疗药物不断被研发出来，甚至每个月只用注射一次的药物也已经在研发中。总有一天，我们会进入"治疗糖尿病只需要每个月去一次医院，接受检查，打一针就好"的阶段。

然而正是因为医疗工作者们研发出了如此好的治疗方法，有一件事我希望大家不要忘记。

分泌胰岛素的功能衰退，必须从外界补充胰岛素，使用各种各样的药物，都是因为你的身体在此前很长一段时间里始终处于高血糖状态。这就是说，哪怕医师开的药能轻易降低血糖，肾病、视网膜病变等糖尿病并发症依然有可能不断恶化，而且可能性不低。

　　如果身体长期处于高血糖状态，那么血管已经受到了很大损害。就算开始吃药降血糖，血管受到的损害也无法恢复，所以患上急性心肌梗死、脑卒中等血管性疾病的危险性依然很高。

　　当然，大家不需要一味害怕，只是不要因为看到血糖下降就松一口气，在享受医疗进步的同时不能放松，要继续检查和预防各种各样的疾病。

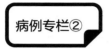
病例专栏②

通过药物发展进步让血糖下降的正面病例

　　除了胰岛素和"SGLT2"抑制剂之外，现在还有其他优秀的药物不断被研发出来。

　　其中之一就是2015年上市的杜拉鲁肽（Trulicity），每周只用注射一次，就能让血糖迅速好转。

　　虽说是注射型药物，但使用方法完全不难。只需要摘下笔形针筒的盖子，解锁后按下按钮，药剂就会通过极细的针从腹部注入体内。

　　在糖尿病治疗中，不少患者在长期服药后，药效会逐渐减退。按照普遍流程，如果口服药失去效力，接下来就要注射胰岛素。可是胰岛素必须每天注射，可能加大患者的精神负担，认为自己还是走到了要注射胰岛素的地步，所以很多患者不喜欢注射胰岛素。可是杜拉鲁肽通常每周只需要注射一次，而且几乎不会产生痛感，患者的排斥也比对普通注射型胰岛素要小。

让我们来看看实际使用这种药物的患者的例子吧。

一名58岁的男性在一个月内，HbA1c从7.6%下降到7.1%，降幅达到了0.5%。

这名男性的餐后血糖值过去经常超过11.1，使用杜拉鲁肽后，几乎都能保持在11.1以下。举一个例子，他在使用杜拉鲁肽前的餐后血糖为"早餐后14.3，午餐后13，晚餐后14.2"，使用后下降到"早餐后9.6，午餐后8.5，晚餐后8.9"。也就是说，**哪怕吃了同样的食物，他的餐后血糖也大幅下降**。

另一名患者是72岁的男性。他之前坚持不吃药，但HbA1c已经达到了9.1%，数值相当高。虽然他不想吃药或者注射胰岛素，不过还是同意挑战每周只需要注射一次的杜拉鲁肽。

他从1月份开始注射，到了3月份，HbA1c下降到7.6%，4月份时已经下降到6.4%。亲身感受到血糖的大幅改善后，这名患者至今为止始终坚持每周注射一次杜拉鲁肽。

他身高165厘米，体重55千克，绝对算不上肥胖，而杜拉鲁肽对这种类型的患者同样非常有效。

另一家制药公司在此后又开发出一种降血糖的"GLP-1"受体激动剂，名叫司美格鲁肽注射液。2020年11月，这种药物制成了口服"司美格鲁肽片剂"，初次在全世界登场。**尽管是口服药，却和注射型药物一样，只需要每周服用一次。**

　　司美格鲁肽片剂的含量有3mg、7mg、14mg三种，报告显示降HbA1c的效果分别是1.1%、1.7%和2.0%，效果显著。

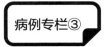

正确选择药物，彻底避免透析的正面病例

　　很多患者认为，治疗糖尿病的药物就是改善血糖，具体来说就是降低HbA1c的药物。不仅是患者，很多糖尿病医师也有同样的想法。

　　可是这种想法是错误的。治疗糖尿病的重点不是控制血糖，而是避免并发症的发生和恶化，尤其是肾衰竭。

　　在患者中，有人认为只要降低HbA1c，肾脏就会恢复健康，其实控制血糖和让肾脏恢复健康是完全不同的两件事。

　　如果你患上了糖尿病，在控制血糖的同时，必须要另行考虑肾脏的健康问题。

　　来我诊所的患者，在自家附近都有经常为他们看病的医师。我总是会告诉患者："请你的医师为你选择改善肾功能的药。"这是由于我认为**如何选择恢复肾脏功能的药物，对治疗糖尿病患者的医师来说是一项非常重要的工作**。我希望糖尿病专科医师可以共享这个观点。

因为正确选择改善肾功能的药物，能帮助患者免于透析。

那么，具体应该选择什么样的药物呢？

正如前文中我提到过的"螺内酯"一样，一部分降血压的药物同样具备改善肾功能的作用，不过大部分降血压的药物并没有这项作用。

改善肾功能的药物种类很少，具体有：

●美卡素（替米沙坦片）

●替米沙坦氢氯噻嗪片

●阿折地平片

●螺内酯

●三氯噻嗪

研究发现，"美卡素""替米沙坦氢氯噻嗪片""阿折地平"这三种药物能有效治疗AGE引起的肾炎。

螺内酯和三氯噻嗪有辅助作用，能够防止改善肾功能的药物效果减弱。

因为每种药物都有不同的副作用，所以如何在考虑药物影响的基础上巧妙组合，就要看医师的水平了。

让我们再来看看我的一位患者的治疗事例吧。这是一位53岁的男性，初诊时尿微量白蛋白已经达到了1636.1。

我立刻为他开出了每天服用1片替米沙坦氢氯噻嗪片、3片阿折地平、1片螺内酯的处方，之后他的尿微量白蛋白迅速下降，1月份时还有1636.1，9月份就已经下降到了31.4。

只要降到300以下，患者就不用担心要做透析了，不仅如此，这名患者的尿微量白蛋白已经恢复到接近正常水平。

另一方面，他的血清肌酐也在这段时间里保持在1.2到1.61，几乎呈一条直线，没有出现恶化。维持血清肌酐值非常重要，遗憾的是很难改善。

不过这名患者的尿微量白蛋白有了大幅改善，已经远离了透析。

中国患者给我的启示
——现在的治疗方法恰当吗

2014年，拙作《糖尿病人的生与死》被翻译成中文，到2022年5月，我的诊所已经接待过几十位中国患者。

每一位患者都有很强的健康意识，对自己之前接受的治疗是否恰当抱有怀疑态度，于是来到了我的诊所。

他们的不安没错，在我的患者中，没有一个人在之前的医院测过尿微量白蛋白，因此26个人里有8个人的肾功能在他们自己没有发现时已经衰减了。

其中，A先生尤其可怜。A先生是一位54岁的公司高管，生活富足，身上散发着成功人士的气质。

他身高170厘米，体重80千克。虽然有些胖，但外表健康，充满活力。

我询问他此前的病史，他在37岁确诊糖尿病，在上海一家医院接受治疗。2003年起，他开始注射胰岛素，因为注射胰岛素后血糖始终保持平稳，所以他并没有产生疑问，继续在那家医院接受治疗。

可是读过我那本翻译成中文的书后，他心中感到不安，于是在2018年2月来到我的诊所。

我马上为他进行了各项检查，显示近两三个月血糖状况的HbA1c为7.8%，确实相当高。

可是，与肾脏有关的检查结果远比血糖严重。尿微量白蛋白为5713.2，数值非常高，血清肌酐也超过6（正常值为1.1以下）。

到了这个地步，我已无计可施，按照这个数值，他必须立刻进行透析治疗。我告诉他结果后，他非常失望："这么长时间以来，我一直坚持注射胰岛素，结果却……"我也找不到安慰的话语，满脑子想的都是"要是他能更早看到我的书就好了""我想帮帮他"。

另一方面，也有勉强赶上，得以免于透析治疗的患者，如48岁住在北京的B先生。

他在2019年8月来初诊时，已经测量了血清肌酐，结果为1.3，稍稍高于正常值，所以他认为并不算严重。

可是当时他的尿微量白蛋白已经达到了892.7，如果不进行适当的治疗，大约1年后就会出现严重的肾病，不得不进行透析治疗。但是由于他在之前的医院没有测量尿微量白蛋白，所以并不知道自己身上发生了什么。

B先生听到我的说明后大惊失色，希望得到治疗，无论如何都想避免透析。可是每次都要从北京到我的诊所诊疗太困难，所以我们采取了一种特殊的方法。

我请他在北京的医院定期检查尿微量白蛋白和血清肌酐，将结果通过邮件发给我，然后每天早晨自己测量血压，并且服用我开的药。

我为他开的药有两种，分别是"替米沙坦氢氯噻嗪片"和"阿折地平"，二者都是**治疗高血压的药物，近年来的研究表明对于治疗肾脏病同样有效。**

我一边调节治疗高血压的药物用量一边让他坚持服用，保证每天早晨的收缩压保持在125以下，舒张压保持在75以下。在寒冷的冬天，如果血压超过这个标准，就增加阿折地平的用量，等血压回到标准范围之内，就恢复原来的用量。

于是，他初诊时高达892.7的尿微量白蛋白在1年后大幅下降，在2020年7月下降到118.7。只要尿微量白蛋白低于300就可以避免透析，所以他可以暂时放心了。

治疗持续到2021年4月时，他的尿微量白蛋白已经顺利下降到正常值。

如果B先生继续在之前的医院治疗，现在恐怕每天都要进行透析治疗了吧。他能下定决心来我诊所真是太好了。

令人开心的是，其余5位因糖尿病肾病恶化的患者都经历了和B先生一样的过程，最终下降到正常值。

这些故事或许能成为各位患者的参考。如果你满不在乎，觉得你所在的医疗机构治疗糖尿病的技术很发达，不需要担心，就有可能面临和上文中的A先生一样的结果。

当今时代，
只要接受恰当的治疗，
就连即将进入
透析治疗阶段
的糖尿病肾病
也能有所好转！

第 5 章

避免患上"致死性疾病"

"发现得病却因为害怕不去检查"
是你的损失

    日本厚生劳动省公布的资料显示，1955年日本迎来高速发展期之前，居民的平均寿命为男性63.60岁、女性63.75岁。当时日本居民的营养状态远比现在差，很多人在尚未到达"步履蹒跚"的年纪时就走完了整个人生。

    后来，日本人的平均寿命不断延长，预计到2040年，男性的平均年龄将达到83.27岁，女性将达到89.63岁。而且这是包含英年早逝的人在内的平均值，所以实际上会有不少人能活到100岁。

    为了能够活到100岁，并且不会步履蹒跚，不会卧床不起，我们必须尽早发现并解决体内出现的"负面变化"。到了60岁以后，保持完全健康的身体状况很难，几乎所有人的身体都会出现问题。尽管如此，只要能尽早处理，就不会有大问题。

不少人由于"不想面对胖胖的自己，所以不称体重""害怕发现疾病，所以不接受检查"而选择逃避，然而这是最得不偿失的态度。

如果带着轻松的心情接受检查，结果却发现癌症的话，我们确实会受打击，或许满脑子会想着"我明明还是当打之年，为什么是我"，短时间内什么事情都做不了。可是癌症如今已经成为非常普通的疾病，50%的日本人都会得。

不过只要发现得早，就能通过恰当的治疗控制疾病。几年后回头再看，所有人都会觉得"当时吓了一跳，还好检查做得及时，真是太好了。"

不仅是癌症，"早发现早治疗"是适用于绝大多数疾病的绝对法则。

然而遗憾的是，普通的健康检查和体检并不能完全起到早发现的作用。

大家也听说过每年都做体检，却因为癌症晚期、急性心肌梗死、脑梗死而去世的人吧？

当然，我并不否定公司、社区组织的体检，通过体检，大家可以得到包括血糖在内的基本血液检查信息。可是钡餐、胸部X线片和腹部B超等检查很难发现检查部位对应的早期癌症。

　　为了让自己健康活到100岁，我们必须更进一步，做"进攻型健康管理"。本章将为大家介绍我自己会做，也会推荐患者做的最有效的检查方法，以及可以独立完成的每日习惯。

日本平均寿命变化

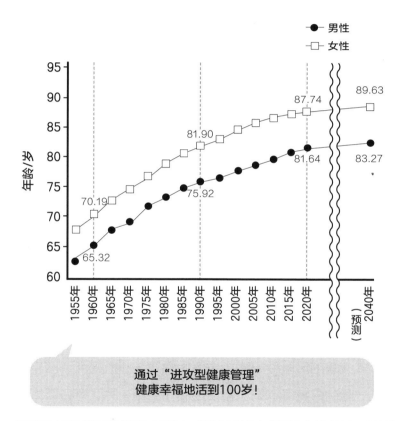

通过"进攻型健康管理"
健康幸福地活到100岁!

※出自日本厚生劳动省政策统计人口动态、保险公司统计室"简易寿命表"(1955~2020)
 及国立社会保障、人口问题研究所(日本未来人口预测)(2040)

能预防令很多人失去生命的
癌症的两项检查

日本人近年来的死亡原因排序如下。

> 第1位　癌症
> 第2位　心血管疾病
> 第3位　衰老
> 第4位　脑血管疾病

由于糖尿病患者长期或曾经长期保持高血糖状态，因此患很多疾病的风险性更高，更不用说急性心肌梗死、脑卒中这样危险的疾病了。好不容易控制住血糖，为了避免因为其他疾病丢了性命，我建议患者做以下几项检查。

首先，为了预防让很多人失去生命的癌症，我推荐大家做以下两项检查。

通过腹部和胸部CT，以及肠镜和胃镜检查，可以尽早发现对应检查部位的癌症。

除非病变相当严重，否则普通的体检是无法检查出癌症的。比如胸部的X线片检查，除非肿瘤长到足够大，否则就拍不出来。腹部B超的图像不明显，很难发现位于体内深处的胰腺、胆管等部位的病变。

因为癌症在日本人的死亡原因中位列第一，所以通过CT检查尽早发现非常重要。 而且针对近年来逐渐增加的胰腺癌，有些医师为了尽早发现病变，会建议患者采用造影CT的检查方式，即注射造影剂后再进行扫描，这是一种不错的检查方式。

除此之外，用内镜直接观察黏膜，也就是肠镜和胃镜检查，是检查癌变的可靠方法。普通体检可以做钡餐检查胃部，可是钡餐检查有辐射，精度低，适用于初步筛查和检测胃部问题，若发现异常后还需要做胃镜进行精密检查。胃镜检查具有更高的精度，用于确定胃内病变的性质，也可以直接发现食管和十二指肠等部位的病变。

虽然体检时会做大便隐血检查时，但结果阳性有很多原因，比如结直肠癌、痔疮、胃肠道出血等，并不是针对结直肠癌的检查，所以用肠镜直接观察大肠黏膜要准确得多。

现在，日本患结直肠癌的人数剧增，癌症死亡率在女性中排名第一，在男性中排名第三，因此当务之急是尽早发现。

肠胃中如果有小范围的病变，可以在做胃肠镜检查的同时，用剪刀状的工具切除，简单地完成治疗。

现在有无痛的胃肠镜检查，采取全身麻醉的方法。患者"睡了一觉"后，就检查完了，不会痛苦。

不过，并不是在肿瘤还小时发现并清除就万事大吉了。高血糖与某些癌症的发病率增加相关，大家今后要更加注意控制，这是不言自明的事情。

如果担心发生急性心肌梗死，可以通过冠状动脉CT血管成像检查来寻找狭窄的血管

在日本，心血管疾病是死亡原因的第二位，在美国则超过癌症，成为了死亡原因的第一位。急性心肌梗死造成的死亡人数尤其多，这是给心脏供给血液的冠状动脉被堵塞而引起的死亡。

从心脏中流出的血液将氧气和营养输送到全身的各个角落，让我们得以生存，而心脏本身也需要血液来供给氧气和营养。为了保证血流充足，冠状动脉承担着重要的作用。

当冠状动脉由于粥样硬化而变得狭窄时，就会导致血流不畅，不能给心脏提供足够的氧气和营养。刚开始，患者会出现心绞痛，症状是胸口、背部和肩膀疼痛、喘不上气、恶

心等。不过心绞痛的发作是短暂的，一般持续数分钟。

可是当冠状动脉的某个地方被彻底堵塞后，血液将无法通过，导致心肌因缺乏氧气和营养而坏死。如果不能在坏死的范围扩大前紧急将患者送往医院进行适当的处理，患者就有可能失去生命，就算得救也会留下后遗症。这就是急性心肌梗死。

如果长期保持高血糖状态，动脉粥样硬化也会越来越严重。担心的人可以做一个冠状动脉CT血管成像检查，这是一项心血管成像检查。

在这项检查中发现有可能造成急性心肌梗死的狭窄血管后，积极治疗，让自己安心。

脑部疾病最好在尚未出现自觉症状的时候被发现

接下来，我将为大家介绍头部的"磁共振检查（MRI）"，这是一项预防脑卒中的检查，而脑卒中是日本人死亡原因的第四位。头部MRI加上我刚才推荐大家做的尽早发现癌症的两项检查（"腹部和胸部CT"以及"胃肠内镜检查"），是**所有担心高血糖的人每年应该做一次的3项检查**。

普通体检不检查头部，不过只要前往专门的医疗机构做头部MRI检查，不仅能够预防脑卒中，还能尽早发现脑瘤，让患者放心。

实际上很多人尽管没有自觉症状，依然在头部MRI检查中发现了脑部病变。这些患者都说多亏自己做了检查，才捡回一条命。

举例来说，如果及时发现腔隙性脑梗死痕迹，将来出现严重梗死的可能性就会被降低。只要在发现腔隙性脑梗死时，根据医师建议服用防止血液凝固的药物，改变生活习惯，就可以预防脑梗死。

我认识的一位脑外科医师说过："**在50~70岁左右出现脑卒中的患者，基本都有糖尿病。**"也就是说，血糖高的人容易在年纪不大时出现脑卒中。

另外，头部MRI检查过程中还经常会发现颅内动脉瘤，这是位于大脑动脉里的瘤状物。颅内动脉瘤容易破裂，是造成蛛网膜下腔出血的常见原因之一。只要在动脉瘤破裂前通过头部MRI检查发现，根据医师的建议采取预防措施就可以避免危险发生。

脑卒中会致命，就算得救也有可能留下严重的后遗症。在突然发作前，请大家先发制人吧。

阿尔茨海默病也可以
通过早期检查预防发病

　　担心患上阿尔茨海默病的人可以在做头部MRI检查时，请医师做一个VSRAD解析。

　　VSRAD是一种基于MRI图像的软件工具，专门用于分析和评估阿尔茨海默病及其他类型痴呆患者的大脑萎缩情况，特别是在海马区域。有些医疗机构还没有引入VSRAD解析，不过只要上网查找，就能轻松找到能做检查的医疗机构，想做检查的人可以事先确认。

　　从专业角度出发，VSRAD解析的结果可以分为以下四个等级。

- ● 0~1　几乎看不到海马体萎缩
- ● 1~2　能看到海马体有轻微萎缩

- ● 2~3　能看到海马体有相当程度的萎缩
- ● 3~　　海马体萎缩严重

如果评分不到1，就可以认为目前不需要担心阿尔茨海默病。

如果评分超过1，就需要注意，并且观察情况。高血糖是导致阿尔茨海默病的重要原因之一。每天有意识地控制血糖，同样是预防海马体继续萎缩的有效手段。

如果评分超过2，就需要找治疗认知障碍的专科医师进行诊断，判断是否需要服用预防发病的药物。

阿尔茨海默病一旦发病，就算进行治疗也无法痊愈。如何预防发病很重要，为此，**我们应该在症状出现前，通过检查掌握海马体的萎缩情况。**

每年检查一次尿微量白蛋白，掌握肾脏健康状态

肾病是必须警惕的致死性疾病。

肾病会导致肾功能下降，一般有急性和慢性两种。

急性肾病会由于特殊原因在短短几小时到几天之内迅速恶化，只要排除病因，及时治疗就好。问题在于没有明显自觉症状，却不断恶化的慢性肾病。

权威医学杂志《柳叶刀》指出，2017年，日本有2100万慢性肾脏病患者。这就是说每6个日本人中就有1名慢性肾病患者。

慢性肾病恶化可能会引起肾功能不全，无法过滤体内废物，患者就有失去生命的危险。再加上患有慢性肾病的人容

易得急性心肌梗死、脑卒中和某些癌症等疾病，会间接缩短寿命。

因此一旦慢性肾病加重，透析就不可避免。在日本，每年会新增4万名需要透析的患者，同时有3万正在接受透析治疗的患者死亡。也就是说，每年会净增1万名需要透析的患者，临床和医疗保险体系都存在崩溃的危险。

与慢性肾病密切相关的是高血糖。由于糖尿病导致的肾功能下降叫作"糖尿病肾病"，在慢性肾病中占据相当高的比例。

糖尿病并发症中糖尿病肾病可能是相对棘手的。就算没有糖尿病，只要长期持续高血糖状态，肾脏的功能也会下降。让我们看看详细过程吧。

❶ 高血糖状态持续超过10年，就会积聚对肾小球滤过膜有害的物质AGE。

❷ 为了清除AGE，身体内出动免疫细胞。

❸ 免疫细胞发现AGE，可能与之结合。

❹ 免疫细胞与AGE结合时，会释放炎症介质，引发炎症。

❺ 持续的炎症可能导致肾小球滤过膜的炎症反应，导致蛋白质渗出到尿液中。

❻ 若炎症持续，肾小球滤过膜的过滤功能也会持续下降。

就这样，肾脏无法完成过滤功能，为了排出体内废物，只能依靠透析。

为了避免慢性肾病恶化，必须尽早通过检查掌握自己的肾脏状态。下面我为大家介绍3种反映肾脏状态的指标，分别是血清肌酐、eGFR和尿微量白蛋白。

大部分体检的血液检查都可以检查血清肌酐、eGFR。eGFR是利用血清肌酐值，考虑年龄和性别，经过特殊的计算方式计算出的数值。除非状态严重恶化，否则这两项数值的结果都不会出现异常。为了尽早治疗，通过尿检检查尿微量白蛋白至关重要。

尿微量白蛋白的数值显示了渗入尿液中的白蛋白（蛋白质的一种）量。请大家以每年一次的频率进行检查，避免出现为时已晚的情况。普通体检不包含尿微量白蛋白检查，不过在私人诊所可以根据患者的要求进行检查。不同医疗机构的标准有些许差异，不过正常数值基本在30以下。

就算检查结果稍稍超出正常值也不需要担心，只要尽早在肾病专科医师那里接受正确的治疗，相信大家都可以痊愈。

不过日本的肾脏专科医师仅有不到6000人（截至2022年5月底）。考虑到每6个日本人里就有1个慢性肾病患者，医师的数量明显不足。所以如果患者不主动寻找，就无法遇到专科医师，无法接受合适的治疗。

　　包括糖尿病肾病在内，慢性肾病没有明显自觉症状。因为没有任何痛苦的症状，所以大家或许会认为没必要特意去看专科医师。但是如果为时已晚，就算后悔也来不及了。

　　我会清楚地告知检查结果异常的患者："你已经患上慢性肾病。"然后再加一句，"可是我绝对不会让你走到需要透析的地步，请放心。"如果是早期患者，我还会告诉他："你一定能痊愈。"

为了防止糖尿病肾病的
发生和恶化，
要每天记录血压

微软创始人比尔·盖茨与前妻共同设立的慈善团体"比尔及梅琳达·盖茨基金会"的研究表明，夺走全世界最多人生命的原因是高血压。

有高血糖的人，血管可谓是千疮百孔。如果血压又升高，就会大大增加急性心肌梗死、脑卒中等发病风险。另外，**高血压还是导致包含糖尿病肾病在内的慢性肾病恶化的主要因素之一**。也就是说，不管如何考虑，我们都不能对高血压置之不理。

然而实际上，对高血压置之不理的人不在少数。日本大约有4300万高血压患者，其中1/3因为没有及时发现并积极治疗，就算有自觉症状，依然有接近10%的人没有进行治疗。

请大家再次认真考虑自己的血压问题。

日本高血压学会每5年会修订一次治疗指南，每次都会修改标准值。我经常看到有人提出意见，认为标准数值太严格，但是我强烈反对这种想法。大家或许会觉得指南中认定为"高血压"的数值确实不高，但全世界各种各样的研究已经表明，哪怕是这种程度的数值，已经提高了慢性肾病的罹患率。

我自己的血压也有些偏高，所以会吃降压药来控制。

为了健康地活到100岁，必须养成每天测量血压的习惯。就算已经开始在医院接受高血压治疗，在家测量数据也意义重大。这是因为很多人在医院测量血压会比在家测量时紧张，导致数值较高。但是如果能补上家里的测量记录，就能让主治医师掌握正确的状况。

相反，也有的人在家里测量时数值更高，这种情况下，则会因为在医院测量时血压正常而大意。而实际上高血压的情况在恶化，所以这是一件危险的事情。

无论如何，比起在医院等特殊地点测量的血压，平时的血压更能正确体现出你的身体状况。为了了解正确数值，大家最好自己测量。

请大家在每天早晨起床上过厕所后，吃早饭之前放松心情测量血压。有的人一想到要测量就会紧张，那么可以测两次，记录较低的数值。大家最好能使用血压手账，用手头已有的手账也没问题。

另外，请大家选择戴在上臂测量的血压计，戴在手腕上的简易型准确性较低，不推荐使用。

不能因为发现自己长胖了就逃避称体重

　　肥胖会导致全身脂肪组织出现炎症，造成慢性低度炎症。慢性低度炎症与多种慢性疾病的发展有关。人们已经知道肥胖有害健康，会引起疾病。

　　控制体重是健康管理基础中的基础，而站上体重秤就是第一步。

　　每天称体重，了解其增减情况非常重要，这是为了能够在早期微胖阶段采取对策。实际上**如果在只增加了1千克的阶段，暂时减少碳水化合物的摄入量，就能轻松回到原来的体重**。

　　但是很多人只要感觉自己长胖了一点，就会逃离体重秤。这样一来，在逃避现实的过程中，体重就会增到没办法靠一点点努力恢复原状的程度。

有高血糖的人自不必说，我希望其他人也坚持每天早晨称体重。和测量血压一样，请大家在早上起床上过厕所后，就站上体重秤，留下记录吧。

我会根据每天早上的体重来决定当天的饮食。如果测量结果比我的理想体重高，我就会减少碳水化合物摄入量。相反，如果体重减少，我就会在中午吃比平时更多的米饭和面包。

如果以天为单位进行调整，那么体重管理完全不难。

如果患有糖尿病，
需要关注随着年龄增长
出现的身体不适

【女性】骨质疏松

上了年纪，骨折后就有可能需要长期卧床。众所周知，在造成骨折的原因中占多数的是跌倒。年龄大的人跌倒就易骨折，是因为骨质疏松导致骨头变脆。

其实，胰岛素在骨骼代谢中发挥一定作用，通过调节骨骼中钙的代谢，促进骨骼细胞对钙的吸收。所以胰岛素分泌不足，还会导致骨头变脆，骨密度下降。

在骨质疏松患者中，女性占多数，如果大家担心，可以做一个"骨密度检查"。测量骨密度的机器种类繁多，大部分的机器测量方法都非常简单。

如果骨密度低，也可以通过药物治疗。最近还研发出了一种出色的治疗方法，只需要每隔6个月打一次针就可以。让我们在因为骨折不得不卧床前做好准备吧。

【男性】男性迟发性性腺功能减退症

另一方面，也有一种男性多发的疾病。随着年龄的增长，有越来越多的男性为迟发性性腺功能减退症所困。男性迟发性性腺功能减退症是一种与男性年龄增长相关，由于雄激素降低引起的身心不适症状的总称。迟发性性腺功能减退症从五十多岁开始出现症状，而且有研究表明，到了八十岁，每两名男性中就有一名患者。可以说这就是男性的更年期综合征。

与女性的更年期综合征相比，现在知道男性迟发性性腺功能减退症的人并不多，不过男性也会由于激素减少而出现精神不振、焦躁、抑郁的等症状。另外，研究还发现男性迟发性性腺功能减退症是糖尿病、高血糖、肥胖的风险因素。

女性一般只要度过50岁左右的更年期阶段，就能恢复活力，到了70岁、80岁甚至90岁，积极的情绪也不再会受激素的影响，觉得"现在是最开心的时刻"！

可是男性出现迟发性性腺功能减退症，如果不做处理，可能会长期处于抑郁、焦虑、疲劳的状态，情绪不稳定。就算好不容易活到100岁，如果每一天都过得阴沉就太糟糕了。

如果你已经出现了自觉症状，请通过血液检查测量一下激素水平。如果激素水平低，则可以通过肌内注射补充睾酮，除此之外还有膏状外敷药物。

与医师的相遇会影响你的寿命
——优秀主治医师的三个标准

从癌症、急性心肌梗死、脑卒中之类的重症到骨质疏松、更年期综合征，任何疾病都会降低人生的QoL，疾病对所有人都是公平的。不过在多数疾病的治疗上，医疗都确确实实在进步。

单看手术这一项，就有越来越多以前必须切开腹部才能完成的手术，现在只需要在腹部开几个小洞，放入腹腔镜就可以完成。另外还出现了达·芬奇手术机器人，可以完成非常精密的手术。随着技术的进步，手术对患者体力、精神的负担大幅降低，预后情况也有大幅改善。

以脑梗死为例，以前有很多患者会留下严重的后遗症。

可是现在，只要在患者刚出现如口齿不清，或者手脚活动不便的症状时立刻接受合适的治疗，就有可能彻底治愈。而且并不需要声势浩大的治疗方式，只需要从股动脉插入导管（插入体内，细而柔软的管子）去掉血栓就好，不需要在头部动刀。

然而，这样的进步成果并不是所有人都能平等享受的。医疗机构不同，主治医师不同，治疗结果将大相径庭。请大家不要认为这只是单纯的运气问题，这是由你的选择决定的，所有患者都有选择的权利。

我很喜欢这句话："选择医师也会决定命运。"

请大家一定要**广泛汲取做选择所必需的知识，行使选择医师的权利**。

第一步，我希望大家能有一位优秀的主治医师。判断主治医师是否优秀有三个标准，与头衔和毕业院校完全无关。

① 出现问题时，患者在任何时候都能毫无顾忌地给医师打电话。

② 能利用丰富的经验，给患者提供合适的建议。

③ 面对自己专业之外的问题，可以给患者介绍其他值得信赖的医师。

我希望大家在50岁之后，可以关注以上三个标准，遇到优秀的主治医师。

我会对自己的患者说："如果你有什么担心的问题，请随时给我打电话。"

比如出现了前文中提到的脑梗死先兆，如果患者采取了错误的处理方式，可能会造成无法挽回的后果。我会在电话中询问情况，给患者提出建议，建议他们去能够除血栓的医院。

有的患者会说："牧田医师，您很忙吧，给您打电话是不是不太好？"大家不需要担心，很多医师和我一样，不会讨厌患者打来的电话。

另外，选择医疗机构、医师和治疗方法时，收集更广泛的信息不可或缺。不过任何信息都不能囫囵吞枣，而是要用你自己的头脑做好分析判断。特别是如今网上的信息往往良莠不齐，甚至有利用患者脆弱心理的内容。

　　接触与医疗相关的信息时，患者不仅要站在本人的立场上，还要从家人、朋友、主治医师等各种各样的视角进行客观判断。

患者不需要担心主治医师忙，
不好意思给他们打电话。

患者是否能
毫无顾忌地
打电话，

是判断主治医师是否优秀的
重要标准。

与其因为患有糖尿病而绝望，不如立刻改变自己的生活方式，从而改变命运

美国哲学家、心理学家威廉·詹姆斯留下了很多名言。其中，我最喜欢下面这句话。

想法改变，行为就会随之改变；行为改变，习惯就会随之改变；习惯改变，性格就会随之改变；性格改变，命运就会随之改变。

我作为专科医师，每天都在接触与糖尿病战斗的患者。他们一开始被确诊时，会绝望，会不安，有时也会放弃。我很能理解这种心情。

可是听了我的介绍后，情绪低落的患者在知道有能够降低血糖、恢复健康、幸福长寿的方法后，就会变得非常积

极，从而马上采取行动，以达到降血糖的目的。

当然，直面自己的血糖，刚开始改变行为时并不简单。可是当行为成为理所当然的习惯，当患者切身体会到身体状况的改变，他们就会发生肉眼可见的变化。他们开始自信、开始从容，甚至连性格都发生了改变，**很多患者就算确诊为糖尿病，最终也能比生病前更加有精神，更加幸福地生活下去**。到现在为止，我见过太多患者身上发生了不起的变化。

无论是糖尿病患者，还是目前幸运地保持正常血糖的人，只要不忽视自己的血糖，实践能够控制血糖的生活方式，就一定能让100岁之前的人生充满价值。詹姆斯还说过：**"要相信人生是有价值的。这样，我们才能拥有真正属于自己的人生。"**

希望大家愉快地接受
"活到100岁"正在成为现实

我们生活在能"活到100岁"的时代。面对这个事实，与其悲观对待，不如愉快地接受，健康幸福地生活到最后一刻。

目前，人类历史上最长寿的是法国人让娜·卡尔芒，她出生于1875年，于1997年去世，享年122年零164天。

说句题外话，卡尔芒受到关注的契机是1988年接受的采访，她当时的身份是"亲眼见过梵高的人"。卡尔芒在家人经营的画具店里见过梵高，她对那位伟大画家的印象是"一个衣着褴褛、酒品差的人"。她从那个时代一直活到现在，"100年"真是一段长到令人吃惊的时间。

卡尔芒有两个人生信条。

第一是"无所畏惧"。

第二是"知足"。

或许想像她那样健康长寿，重要的是放下恐惧和不满，积极而知足地生活。

任何人在生活中都会有担心的事情，比如工作、人际关系、金钱……不过仔细想想，这些担心或许都是我们无法改变的事情。所以像卡尔芒那样，不要经常将害怕或者不满挂在嘴上，看看积极愉快的事情，才是更好的选择。

健康同样如此，不需要无端恐惧，不需要对现状感到不平或不满。**无论是谁，只要具备正确的知识，为了能健康地活到100岁，积极地行动并且养成习惯，都能健康与长寿。**

结　语

　　我在久留米大学医院担任教授时，曾为年轻医师不看英语论文而感到遗憾。无论是过去还是现在，要想了解最新医疗知识，就必须熟读英语医学论文。可是如今已经很少有人这样做了。

　　然而，年轻医师绝对不是因为偷懒，而是他们太忙了，实在抽不出时间。

　　情况现在依然没有改变，尤其是临床医师，不要说学习了，他们甚至没有时间睡觉。

　　与他们相比，我认为自己所处的环境要好得多。在美国留学时，我每天都去图书馆，尽情阅读最新的医学杂志，然后全身心地投入AGE研究中，甚至取得了巨大的成果。

　　回到日本后，我依然能抽出时间学习，现在除了在诊所接诊，还能将阅读最新论文当成兴趣。

在我眼中，很多糖尿病专科医师并不具备关于高血糖、糖尿病及其并发症糖尿病肾病的正确知识，实在是一件令人遗憾的事情。我明白他们为了患者不分昼夜拼命工作，也知道在治疗之外，他们还要为各种各样的日常工作忙得不可开交。

尽管如此，很多专科医师缺乏专业知识仍是事实，对患者来说非常不幸。

我之所以写下很多书，是因为我有一项使命，**那就是把我得到的最新、最好的正确知识告诉大家。**

我希望本书能让更多读者开始预防、治疗高血糖。让更多读者得以远离糖尿病肾病导致的透析治疗，以及糖尿病造成的各种疾病——比如以急性心肌梗死、脑卒中为首的疾病。

我希望各位读者能够迎来健康幸福的100岁。

AGE牧田诊所院长　牧田善二